中医学の基礎から学ぶ

# 犬と猫のための
# 鍼灸・マッサージ

著 何 静荣
翻訳 石野 孝

緑書房

犬猫中医入門（A Guide to TCVM for Cats and Dogs With Acupuncture and Massage Atlas）
何 静栄　著

Copyright © 2014 by He Jingrong
Japanese translation rights arranged with China Agricultural University Press through Japan UNI Agency, Inc.

China Agricultural University Press 発行の犬猫中医入門の日本語に関する翻訳・出版権は株式会社緑書房が独占的に
その権利を保有する。

---

**ご注意**

本書の内容は、最新の獣医学的知見をもとに、細心の注意をもって記載されています。しかし、獣医学の著しい進歩からみて、記載された内容がすべての点において完全であると保証するものではありません。本書記載の内容による不測の事故や損失に対して、著者、翻訳者、編集者ならびに出版社は、その責を負いかねます。

（株式会社 緑書房）

# はじめに

　私はこれまでに、長年にわたって積み重ねた臨床例をもとに『犬猫針灸与按摩（犬と猫の鍼灸マッサージ）』、『宠物按摩（ペットのマッサージ）』という2冊の本を手がけてきました。本書はこれらの内容を見直し、整理・補足したものです。中獣医学の基礎理論にはじまり、多方面から犬と猫の中獣医学的な診断と治療に迫っています。

　犬や猫の病気は人間のものほど複雑ではないとはいえ、難病を中獣医学のみで治療するのはやはり難しい面があるのが事実です。中獣医学・西洋医学を組み合わせて治療効果をより高めることこそ、小さな動物たちに幸せをもたらすのではないでしょうか。

　中医学はじつに広く奥深いものです。本書では、多くの症例を通じて得た経験や失敗、教訓、また同僚たちとの議論を通じて互いに学んだことをできるだけ多く紹介しています。これが中医学、そして中獣医学に興味のある獣医師や動物看護師のみなさんにとって、その考えを理解するきっかけになるものと信じます。

　本書で使用した写真は、各章の内容理解の手助けとなるよう数千枚以上の候補から選んだものです。さらに、掲載した多くの症例も広く参考になるはずです。また、臨床的な効果の裏付けとして、多くの専門家による研究結果を引用させていただきました。ここに感謝の意を表したいと思います。

　執筆にあたって惜しみない協力をしてくださった台湾・国立中興大学の李 衛民教授、中国農業大学の匡 宇教授と劉 鐘傑教授、また折にふれ激励してくれた中獣医の同僚たちにも心から感謝いたします。

　なお、本書内で使用しているイラストは何 墨燊、祖 国紅と私自身の手によるものです。内容に不備がありましたら、それは私の浅学によるものですので、ご容赦いただければと存じます。

　最後になりましたが、本書が中獣医学の継承と発展の手助けとなることを、心から願っております。

著者

著者プロフィール

## 何　静栄

獣医師、中国農業大学副教授。

北京農業大学獣医学部（現・中国農業大学動物医学院）卒。専攻は中獣医学。卒業後は中獣医臨床および教育に従事。『中獣医方剤学』、『中獣医内科学』、『獣医中薬学』など高等院校（日本の大学、大学院に相当）の中獣医学専門教材を多く手がける。

これまで国内外で発表した中獣医学に関する論文は10本以上。伴侶動物治療において、鍼灸やマッサージ、中薬を積極的に用いている。

# 翻訳をおえて

　近年、伴侶動物の長寿化によって人と同様の病気がみられるようになり、鍼灸やマッサージ、中薬（漢方薬）といった中医学的な治療も求められるようになってきました。

　意外にも、中獣医学（中国伝統獣医学）には人の中医学と同じく悠久の歴史があります。しかし、伝統的な中獣医学は牛や馬などの産業動物とともに発展してきた分野であり、犬や猫といった伴侶動物を対象としたものではありませんでした。犬や猫は人と生活をともにしているためか罹患する病気も産業動物とは大きく異なり、中獣医学よりもむしろ人の中医学を参考とすべき場面が多くあります。このような背景をもとに、本書では従来の伝統的な中獣医学とは異なる伴侶動物のための中医学、いわば「ペット中医学」ともいうべき新しい学問について紹介されています。

　著者の何 静栄先生と私は 20 年来の知人であり、本書の原書である『犬猫中医入門』が刊行された際に贈っていただきました。中医学の基礎的な知識から臨床現場での応用まで初学者にとっても非常にわかりやすく書かれており、ぜひこの本を日本の読者にも届けたいと思ったものです。しかし一読者としては楽しく読んでいたものの、いざ翻訳となるとどのようにすればわかりやすくできるか悩むことしきり。浅学な私にとって困難な作業となりました。

　少しでも理解の助けとなるよう中獣医学・中医学の専門用語や古典について極力注釈をつけ、難解なものについては何先生に逐一相談し、許可をいただいたうえで本文に説明を加えています。この学問の開拓者である何先生の著書を、すでに中医学での診療に携わっている多くの獣医師をはじめ、中医学や中獣医学に興味のある日本の読者のみなさんにお伝えする機会を与えていただいたことは、身に余る光栄と感謝しております。

　翻訳にあたっては、多くの方にご協力いただきました。私がモンゴルに留学していたときに日本語を教えていた生徒であり、私の中医学の師匠でもある雲瑶刮痧中医学院院長の雲 瑶先生、一般社団法人日本ペットマッサージ協会修了生の蔡 憲昌氏、麻布大学博士課程在学中の宗 朦先生、かまくらげんき動物病院副院長の相澤まな先生、国際中獣医学院日本校 第一期中獣医鍼灸師養成講座修了生の中山雅史先生、国際中獣医学院日本校の講師陣のみなさん、私の父である石野 武、第 4 章でレーザーの基礎理論を監修いただいた株式会社オサダメディカルの長田将司取締役、そして全力でサポートしてくださった緑書房の長佐古さゆみ氏に、この場を借りて深く感謝申し上げます。

　本書が日本の「ペット中医学」の先駆けとなることを期待してやみません。

2018 年 11 月

石野 孝

# 目 次

はじめに ……………………………… 3

著者プロフィール ………………… 4

翻訳をおえて ……………………… 5

## 1 中獣医学の基礎理論

中獣医学とは …………………………… 8

陰陽平衡論 …………………………… 8
  1. 動物の身体と陰陽 ……………… 9
  2. 陰陽学説における動物の生理病理的変化 …… 11

五行相生相克制化論 ……………… 12
  1. 五行の由来と意味 ……………… 12
  2. 五行相生 ………………………… 13
  3. 五行相克 ………………………… 13
  4. 五臓と五行の関係 ……………… 15

五臓を中心とした生命体系論 …… 18

五行と中医学まとめ ……………… 20

経絡の基礎 …………………………… 20
  1. 経絡と臓腑の相関性 …………… 20
  2. 経脈と経穴 ……………………… 20
  3. 経絡に関する認識 ……………… 21

中獣医診断法における舌診 …… 22
  1. 舌色 ……………………………… 22
  2. 光沢度 …………………………… 27
  3. 口の色の多様性 ………………… 30
  4. 舌態 ……………………………… 31

舌診まとめ …………………………… 32

## 2 毫鍼療法

概論 …………………………………… 33
  1. 成り立ち ………………………… 33
  2. 鍼法 ……………………………… 33
  3. 灸法 ……………………………… 34

毫鍼療法 ……………………………… 35
  1. 鍼具 ……………………………… 36
  2. 一般的な進鍼法 ………………… 36
  3. 経穴の解剖学的観察 …………… 37
  4. 刺鍼における角度・深度・時間・注意事項 …… 39

刺鍼が生体におよぼす作用 …… 42
  1. 調整作用 ………………………… 42
  2. 鎮痛効果 ………………………… 52

まとめ ………………………………… 58

## 3 水鍼療法

概論 …………………………………… 59

注射部位・操作方法・注意事項 …… 60

臨床現場で一般的に使用される薬剤 …… 60

症例紹介 ……………………………… 61

まとめ ………………………………… 63

## 4 He-Ne レーザー療法

| | |
|---|---|
| 概論 | 64 |
| 鎮痛効果 | 65 |
| 　1．実験研究 | 65 |
| 　2．症例紹介 | 67 |
| 防御効果と胃腸機能への影響 | 74 |
| 　1．実験研究 | 74 |
| 　2．症例紹介 | 75 |
| 　3．その他の症例および実験 | 76 |
| 神経伝導の調整作用 | 77 |
| 　1．症例紹介 | 77 |
| 　2．実験研究 | 80 |
| 治療効果 | 80 |
| 　1．症例紹介 | 80 |
| 　2．治療効果に関するまとめ | 82 |
| まとめ | 82 |

## 5 マッサージ療法

| | |
|---|---|
| 概論 | 84 |
| マッサージ前の準備 | 85 |
| 　1．環境の準備 | 85 |
| 　2．施術者の準備 | 85 |
| マッサージ法 | 85 |
| 　1．摩法 | 85 |
| 　2．揉法 | 88 |
| 　3．推法 | 89 |
| 　4．按法 | 91 |
| 　5．抹法 | 92 |
| 　6．捏法 | 92 |
| 　7．擦法 | 94 |

| | |
|---|---|
| 　8．搓法 | 95 |
| 　9．肉球マッサージ | 96 |
| 　10．拍法 | 97 |
| 　11．提拿法 | 98 |
| 　12．梳理マッサージ法 | 101 |
| マッサージの作用 | 102 |
| 　1．作用する場所 | 102 |
| 　2．主な効果 | 102 |
| 　3．目的 | 102 |
| 　4．メカニズム | 102 |
| 　5．適用禁忌の疾患 | 102 |
| マッサージの注意事項 | 104 |
| 　1．手法の選択 | 104 |
| 　2．施術に際して | 104 |
| 施術者に求められるもの | 104 |
| マッサージの意義 | 104 |
| 症例紹介 | 104 |
| まとめ | 118 |

## 6 中薬治療を施した犬と猫4例

| | |
|---|---|
| 概論 | 119 |
| 症例紹介 | 119 |
| まとめ | 127 |
| 　1．疾患と免疫 | 127 |
| 　2．薬剤のタイプ | 128 |

| | |
|---|---|
| 付録　経穴の位置と主治 | 129 |
| 索引 | 132 |
| 翻訳者プロフィール | 136 |

# 中獣医学の基礎理論

**1**

## 中獣医学とは

　世界保健機構（WHO）では、各民族伝統の古くから続く医学を"伝統医学"とよんでいます。

　中華民族の伝統医学は"中医学"といいます。中医学の歴史は長く、数千年にわたる経験によって培われ、次第に独特な理論体系を形成していきました。

　太古の農耕時代、人々は牧畜の発展とともに動物の病気に対する治療を開始しました。動物に対する疾患予防や治療の理論と、人を対象とする中医学理論の源流は同じです。動物の疾患予防や治療に対して、さまざまな実践を通して鍼灸や中薬が主な治療手段として確立され、理法方薬[1] という治療原則にのっとった医療体系が築きあげられました。これが中獣医学です。

## 陰陽平衡論

　陰陽とは何を意味するのでしょうか？　陰陽は生活のなかで観察されたものに基づく考えで、先人たちによって長いあいだかけてまとめられました。すべてのものは陰と陽の相反する2つのものに分けられます。陰陽平衡論とは、陰陽が協調、発展するという考えかたです。

　陰陽は、たとえば日向と日陰のように相反するものを基本とします。太陽に背を向けて立ったときに日のあたる側が陽、日のあたらない側が陰です。このようにして先人たちは生活のなかから陰陽を理解していったものと思われます。陰と陽は次のようにイメージされます（図1）。

> 陽に属するもの：暖かい、活発、明るい、積極的、上昇
> 陰に属するもの：冷たい、沈静、暗い、消極的、下降

　人々は大自然を観察することで、天と地、太陽と月、昼と夜といった相互に関係あるいは対立する現象から、次第に原始的で素朴な陰陽観を形成していったのです。

---

[1]：中医学の基本的な考え方として"弁証論治"と"理法方薬"がある。弁証論治はさらに"弁証"と"論治"に分かれる。弁証は証（病の証拠）を分析すること、論治は弁証の結果に基づいて治療の方法と措置を決定することである。理法方薬は治療における4つのステップを意味する。理は中医学の理論にしたがって診断すること、法は治療方法について戦略をたてること、方は治法が決まって方剤（処方した薬）を使うことを意味し、薬はその方剤を加減することをさす。

中獣医学の基礎理論

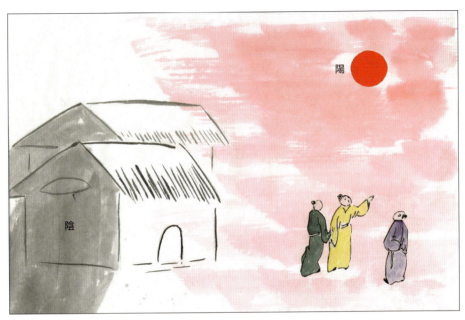

図1　陰陽のイメージ

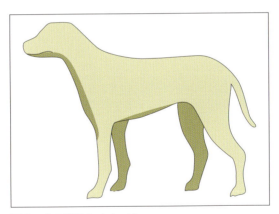

図2　犬の陰陽のイメージ
色の薄い部分は陽、濃い部分は陰を示す。

## 1. 動物の身体と陰陽

　古代中国の哲学では、動物は大宇宙のなかの小宇宙であると考えられていました。この考えかたが陰陽とともに医学分野にも応用され、中医学の治療における基本理念として構築されました。
　この考えかたにのっとると犬や猫の頭部、背部、四肢の外側は陽となり（図2）、ここを走行する経脈を陽脈と

9

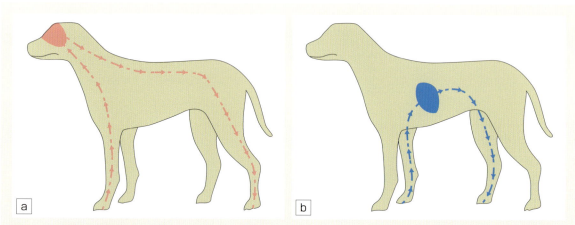

**図3　犬の陽経と陰経のイメージ**
a：陽経の図。赤い部分は太陽の照射部位である陽経、矢印は頭部、背部、四肢の外側を運行する陽経の経脈を示す。
b：陰経の図。青い部分は内臓（五臓と六腑）、矢印は四肢の内側を運行する陰経の経脈を示す。

よびます（図3a）。頭部は身体のなかで上にある部位なので、陽のなかの陽、陽脈聚散の地[*2]とよばれています。これに対して首の腹側、腹部、四肢の内側は陰であり、ここには陰脈とよばれる経脈が走行しています（図3b）。

　五臓六腑の機能や働きは陽に属しており"気"で表されます。たとえば心の機能や働きは心気とよばれます。心の働きには温煦作用という身体を温める作用があり、これは心陽とよばれます。腎気は腎の活動機能をさし、これも陰陽では陽に属します。つまり、機能や働きはすべて陽に属すのです。

　一方、体内を巡る血、津液、精などの体液、またはそれに類するものは陰に属します。たとえば心に入る血は気に比べ静かでゆっくり流れるため陰に属し、心血とよばれます。これは陰血ともよばれ、全身に栄養を与える濡養作用があります。腎精は成長と生殖に関係する重要な物質をさします。これは腎に貯えられており、陰に属します。

> 陽に属するもの：熱、火、機能的なもの（気、心気、腎気など）
> 陰に属するもの：寒、水、物質的なもの（血、心血、腎精など）

　要するに、中医学では動物の身体の組織や構造、生理学的な機能、疾患の発生と進行などのすべての変化を陰陽という枠のなかで考えるのです。

　以下に陰陽の相互対立、相互制約、相互転化、互根互用[*3]、平衡関係の消長[*4]を簡単に説明します。生命体（有機体）の生命活動は陰陽の枠を超越することはありません。陰陽は生命活動の基礎であるといえます。

---

[*2]：陽脈の集まるところ。
[*3]：陰陽の依存関係のこと。陰陽は対立すると同時に互いに依存しており、どちらか一方だけが単独で存在することはできない。
[*4]：消は弱める、長は強めることをさす。陰と陽は静止しているのではなく、絶えず運動、変化している。陰と陽は互いに対立し依存しあうので、どちらか一方の消長、変化も必ず相手に影響を与える。陰が弱まれば、陽が強まる。陽が弱まれば、陰が強まる。陰が盛んになれば陽が衰え、陽が盛んになれば陰が衰える。

中獣医学の基礎理論

例1 正常な生理状態

　動物の精神活動の場合、興奮は陽、抑制は陰に属します。陰陽の調和が保たれている状態が正常な生理状態です。

例2 平衡関係の消長

　整体観[*5]によると、動物の身体のなかで陰と陽は常に消長発展[*6]を繰り返しながらバランスを保とうとします。臓腑とその組織の機能的な活動は"陽"を生産します。一方で、血、津液、精などの営養物質、すなわち"陰"を全身に循環させて生命を維持させることも必要です。機能的活動（陽）は必ず一定の営養物質（陰）を産生します。これにより起こる陰陽のバランスの変化、つまり陰が陽になり、陽が陰になることを陰陽の転化といいます。機能活動（陽）が勝っていれば"陽長陰消"であり、反対に営養物質（陰）が十分であれば"陰長陽消"の転化となるのです。

## 2. 陰陽学説における動物の生理病理的変化 （図4）

### （1）健康な状態

　陰陽平衡[*7]であると健康な状態です。

　『素問・生気通天論篇』には"陰平陽秘、精神乃治（陰気と陽気の平衡〔バランス〕がとれた状態は、精気も正常に保たれる）"とあります。

　陰気は"守于内（体内を守る）"し、陽気は"固秘于外（体表に密布〔覆う〕する）"して身を守るので、身体は外邪の侵襲を受けずに健康な状態を保ちます。

### （2）死亡

　陰陽乖離となると死に至ります。

　『素問・生気通天論篇』には"陰陽離決、精神乃絶（陰陽がかけ離れると、精気も絶えてしまう）"とあります。

### （3）病的な状態

　陰陽偏勝偏衰[*8]となると、病気が発症します。

---

＊5：中医学の基本概念である、人体を有機的な統一体として捉える考えかた。また、人体だけでなく、それを取り囲んでいる自然界とも相互に関連して統一体を成しているという考えかた。全体観ともいう。「人間は自然の一部であり、人間の身体のなかにも自然界と同じ構造がある」という考えかたが中医学の理論の基本となっている。

＊6：陰陽は片方が衰えると、もう一方が盛んになるという特徴がある。陰が衰えて陽が盛ることを"陽長陰消"、陽が衰えて陰が盛んになることを"陰長陽消"という。このような関係を"陰陽消長"といい、これらを繰り返しながら陰陽のバランスを保とうとすることを"消長発展"という。

＊7：陰陽のバランスが保たれた状態。

＊8：陰か陽のどちらかに偏り、バランスが崩れている状態。

11

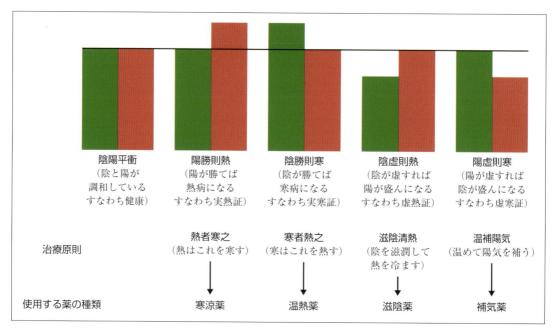

図4　陰陽学説における動物の生理病理的変化
緑は陰、赤は陽を示す。

## 五行相生相克制化論

### 1. 五行の由来と意味

　宇宙と自然界のあらゆるものごとは木、火、土、金、水の5つの基本物質からなるとされています。五行とは、この5つの基本物質ですべての相互的な現象を説明しようとするものです（図5）。
　『尚書・大伝』によると、"水火者、百姓之所飲食也。金木者、百姓之所興作也。土者、万物之所資生也、是為人用（水と火は人々の飲食にとって必需品である。金と木は人々の労働、建築のよりどころであり、土によって人々は生存できる。万物はみな土より生長したもので、これらはみな人々によって利用されてきたものである）"とあります。これらを人々の生活に欠くことのできない5つの基本物質であると認識し、五材といいました。
　その後、先人は木、火、土、金、水の5つが互いに関連しあいながら絶え間なく運動し、変化していくことを発見しました。つまり、五行の"五"はこの5つの基本物質を、"行"は運動、変化するということを意味しているのです。この考えかたを陰陽に結びつけて、陰陽五行論としました。さらに季節、食物、身体などさまざまな物質の相互関係を抽象的に演繹（推し広げ）して、物質の世界の運動と変化から大自然のなかの小宇宙を説明しようとしました。『国語・鄭語』には"故先王以土与金木水火杂、以成百物（故に先王〔君主〕が土を用いて金木水火を混ぜ、百物を成す）"とあります。

中獣医学の基礎理論

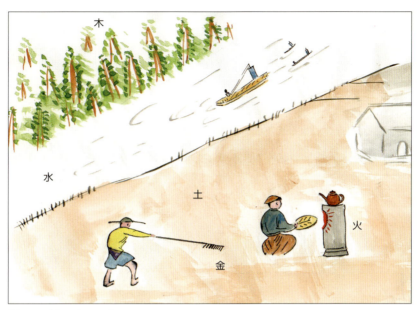

図5　五材のイメージ

## 2. 五行相生

　自然界の変化は季節の変化、四季として捉えることができます。四季に五行を結びつけると、春は木所*9 を主とし、夏は火所、長夏（夏の終わり）は土所、秋は金所、冬は水所として対応します。季節によって属性が変遷・相生（滋生）*10 するのです（図6a）。

```
季節：春 → 夏 → 長夏 → 秋 → 冬 → 春
五行：木 → 火 →  土  → 金 → 水 → 木
```

## 3. 五行相克

　相克とは互いに力を弱めあうという意味で、先人は自然現象のすべてのできごとも相克に基づいていると捉えていました。つまり木克土、土克水、水克火、火克金、金克木の関係です。イメージを図6b〜f に示します。
　五行において相生・相克は「〜は〜を生む」「〜が〜に克つ」という関係で、相乗・制約しあうことによってものごとの平衡を保ちます。つまり、相互相生、相互制約の理論です。これを『類経図翼』では"造化之机、不可无生、亦不可无制。无生則発育无由、无制則亢而為害（万物が作られるきっかけには生も制もなくてはならない。生がなければ発育できず、制がなければ害になる）"と述べています（図7）。

---

＊9：五行では"所"はものごとを代表することを意味する。"木所"とは、春が木に属するものの代表であるという意味になる。
＊10：引き起こす、生むという意味。

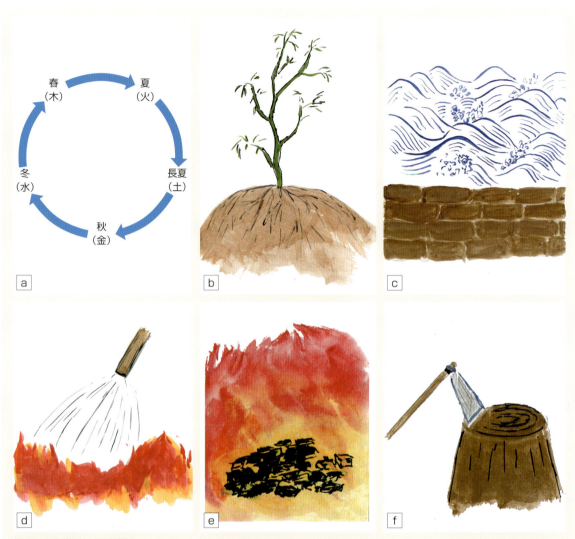

図6 五行相生・五行相克

a：五行のイメージ。
b：土得木而达（木は土のなかに根をはわせ養分を取り込む）すなわち木克土（木は土に克つ）。
c：水得土而絶（土は水を取り込んで、その循環を阻止する）すなわち土克水（土は水に克つ）。
d：火得水而滅（火は水によって弱まる）すなわち水克火（水は火に克つ）。
e：金得火而缺（金は火によって溶かされる）すなわち火克金（火は金に克つ）。
f：木得金而伐（木は金属製の刃物によって削られる）すなわち金克木（金は木に克つ）。

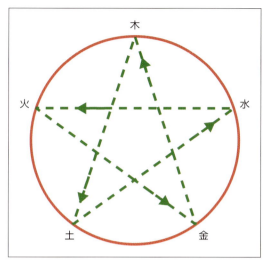

図7 相生相克
赤い円は相生、緑の線は相克を示す。

## 4. 五臓と五行の関係

### (1) 五行の特性

『漢書・五行志上』には五行の特性として"木曰曲直、火曰炎上、土爰稼穡、金曰従革、水曰潤下（木は曲直で、火は炎上し、土は収穫、金は従革で、水は潤下する）"と記載されています（図8）。木、火、土、金、水の特性を説明したもので、これらと四季の気候の特徴には密接な関係があり、次のように解釈できます。

①春

春は草木が一斉に大地に芽吹きます。木の特性は繁殖、筋道がよく通る、ということです。これを先人は「木曰く曲直」としています。曲直とは曲を直す、つまり樹木が曲がったりせずに上にまっすぐ伸びること。木は生長、発展という特性を持っています。したがって生長、発展、筋が通る、伸びるという働きや性質を持つものはすべて木に属します。

②夏

夏の日差しは熱く、火のように強烈です。火の特性は上昇です。先人は「火曰く炎上」としています。炎上とは燃える炎のこと。火は熱く、上に向かう特性を持っています。したがって温熱、上昇するという働きや性質を持つものはすべて火に属します。

③長夏

長夏には秋雨が続くため、水湿が多い季節となります。先人は「土曰く稼穡」としています。稼穡とは種をまき作物を収穫する働きのこと。水湿は大地に湿潤し、大地は生化、引き受ける（担う）、養育といった特性を持っています。したがって生成、発育、養育、積載、受納という働きや性質を持つものはすべて土に属し、また"万物土中生（万物は土のなかで生きる）"とされています。

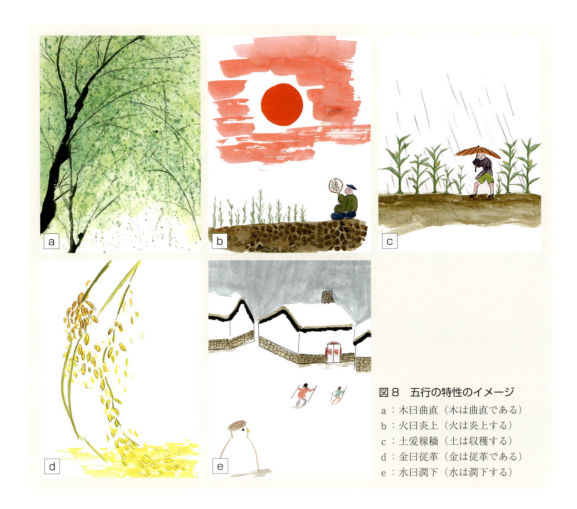

図8 五行の特性のイメージ
a：木曰曲直（木は曲直である）
b：火曰炎上（火は炎上する）
c：土爰稼穡（土は収穫する）
d：金曰従革（金は従革である）
e：水曰潤下（水は潤下する）

④秋

　秋は風がひゅうひゅうと吹き、霜が葉を落とします。金の特性は重厚であること、沈降し粛清すること。この2つは相似の特性を持っています。先人は「金曰く従革」としています。中医学では従革には粛清、収斂、屈服の働きがあると考えられているため、これらの性質や働きのあるものはすべて金に属します。

⑤冬

　冬は大地が凍り、万物は収蔵します。先人は「水曰く潤下」としています。潤下とは水の性質が湿潤で、上から下へ流れる特性を持つことをさしています。しかし無限に外に泄することはできないため、封蔵という意味も持ちます。したがって寒冷、爽涼、湿潤、下降という働きや性質を持つものはすべて水に属します。

### (2) 五臓の特性

　中医学では五行の特性を五臓にたとえて説明します。五臓とは肝、心、脾、肺、腎の5つをさします。

## ①肝は疏泄*11を主る

肝は情志*12を快適に滑らかにします。これが春の木が昇発する特性と似ていることから、肝と木は同列に論じられます。

## ②心は血脈を主る

心の機能は心陽の推動*13で血液を全身に巡行させることです。そこで生じる温煦作用が夏の熱の特性と似ていることから、心と火は同列に論じられます。

## ③脾は運化を主る

運は運ぶこと、化は消化、変化を意味しています。脾気は水穀の消化を行い、これを精微物質（水穀の精微）に変化させ、営養物質を全身に運んで五臓六腑、四肢百骸*14、九竅*15、皮肉筋脈*16などを滋養しています。気血は生化の源です。そのため脾は"五臓の母"といわれています。脾の性質と、引き受ける（担う）、養育という長夏の潤沢な大地の特性が似ていることから、脾と土は同列に論じられます。脾の健康が損なわれると食欲不振、削痩、下痢などの徴候が現れます。

## ④肺は呼吸を主る

肺から吸入された清気と水穀の気が結合して心脈を貫くことで呼吸が行われます。身体の上部に位置する肺で作られた気は、正常な状態では滑らかに下降します（肺の粛降作用）*17。もし気が粛降しなければ気喘*18します。肺の性質と、金の沈降と静粛（粛降）という特性が似ていることから、肺と金は同列に論じられます。

## ⑤腎は精を蔵し、水を主る

腎精とは生殖の精をさします。先天の精気と後天の精気があります。先天の精気は父母から受け継ぎ、生育と生殖を担うものです。後天の精気は水穀の精微が臓腑で化成*19されて腎に貯えられます。腎はまた体液代謝にも関与し、これらが水の特性と似ていることから、腎と水は同列に論じられます。

---

＊11：精神機能や臓腑の活動をのびやかに円滑に保つ働き。肝の性質としての生理作用（柔和、条達、鬱せず昂ぶらない〔気が塞がっておらず興奮していない状態〕）を包括して表現したもの。気機の昇降出入がスムーズに行われることと密接な関係にあり、感情面、消化吸収面、気血の運行面に影響している。

＊12：情志とは意識や思惟活動の働きのこと。肝が行う主な生理機能には"疏泄作用"と、血を貯蔵して全身の血液循環をコントロールする"蔵血作用"がある。いずれもストレスや緊張を緩和してスムーズに機能するよう働いているが、肝の情志という場合は疏泄作用と密接な関係がある。肝の疏泄が正常であれば、心と連携して精神活動を担って自己調節し、精神安定、明るい性質、緊張の緩和、安眠などに作用する。

＊13：心気が全身に血を推し動かす力のこと。この結果起こる現象を拍動という。

＊14：四肢は両手両足、百骸は多くの骨という意味。四肢、体幹、全身をさす。

＊15：中医学では身体には9つの穴（竅）があると考え、これを九竅とよぶ。9つの穴とは2つの目・2つの耳・2つの鼻孔・口・尿道（生殖器を含む）・肛門のこと。五臓は九竅のうちの5つ、すなわち肝は目、心は口（舌）、脾は口、肺は鼻、腎は耳にそれぞれ開竅して外界と接している。九孔ともいう。

＊16：皮膚、筋肉、筋骨、脈のこと。まとめて肉体、身体を意味する。五行配当表での五体（骨、皮毛、肌肉、筋、脈）も肉体、身体の意味に用いる。

＊17：肺の生理作用のひとつ。静粛、粛清、きれいにする、下降するという意味で、肺気が腎に降りたり、痰を吐き出して呼吸道（西洋医学での気管に相当）をきれいにする働きをさす。粛降の生理作用には①自然界の清気を吸入する、②肺が吸入した清気と脾が運んできた津液や水穀の精微を下に向けて散布する、③肺や呼吸道の異物を吐き出して呼吸器を清潔にする、がある。

＊18：ぜいぜいと喘ぐ、短く激しい呼吸。喘息。呼吸を行うには腎の納気作用が必要である。なかでも吸気は腎中の精気が充足していてはじめて深く吸い込むことができる。したがって腎中の精気が不足すると納気作用が不十分になり、上焦だけの浅い呼吸（胸式呼吸）が慢性的な肺気虚を引き起こす。その結果、気喘が起こる。

＊19：形を変えてほかのもの（化合して別の物質）になること。たとえば汗は津液から化成している。変化生成、化生ともいう。

表 五臓を中心とした生命体系論

|  | 春 | 夏 | 長夏 | 秋 | 冬 |
|---|---|---|---|---|---|
| 五行の特性 | 木日曲直<br>（木は曲直である） | 火日炎上<br>（火は炎上する） | 土爰稼穡<br>（土は収穫する） | 金日従革<br>（金は従革である） | 水日潤下<br>（水は潤下する） |
| 五臓（機能） | 肝（疏泄を主り消化を助け、血液を貯蔵する） | 心（血脈と神明を主る） | 脾（営養の運送、水湿の運化、統血[20]） | 肺（呼吸を主り、水液代謝に関与する） | 腎（臓精、水を主る） |
| 五体 | 筋 | 脈 | 肌肉[21] | 皮毛 | 骨 |
| 五竅 | 目 | 舌 | 口 | 鼻 | 耳 |
| 五腑 | 胆 | 小腸 | 胃 | 大腸 | 膀胱 |

中医学では実質性臓器（心臓のように中身が詰まっているもの）を臓、中腔性臓器（胃のように管状、空洞のもの）を腑とする。

## 五臓を中心とした生命体系論

『周易繋辞伝』では“遠取諸物、近取諸身（遠くは万物の上について考え、近くはこれを自分の身にひき比べて考える）”と述べています。これは、原始的でシンプルな哲学思想です。“取類比象”[22]という考えかたを用いると、五臓や五行などは、体内の多くの組織器官とリンクしているものと考えられます（表）。

臓腑には解剖学上だけの概念でなく、生理や病理上の概念も含まれています。たとえば五臓で“心”といった場合、解剖学上の心臓だけではなく循環器系統と神経系統の作用も含まれています。そのため『素問・霊蘭秘典論篇』では“心主神智（心は神明を主る）”と記載されています。これは、実際には西洋医学でいう脳の機能をさすものです。五臓は互いに有機的なつながりを持つ5つのシステムであり、単なる5つの器官ではありません。

動物の身体のなかでは後述するように経絡が縦横に交錯しながら臓腑に依拠（関与）し、器官、組織[23]を上下に行きかうとともに臓腑の表裏関係[24]にもおよび、密接な関係を形成しています。

五行相生相克制化論によると、健康なときには五臓のあいだには平衡状態が維持されています。しかし、平衡状態が崩れた場合、たとえばある臓に病が発生した場合には相生相克が不均衡となって近隣の臓腑にも影響がおよび、発病に至ります。このような状態に対しては治療上の原則から、臓腑機能が不足している場合にはこれを補い、機能が亢進している場合には抑制することで、相生相克と平衡を保つようにします。例を挙げると次のようになります。

### 例1 肝と心の相生関係（図9）

肝（木）は心（火）を生む、という図式。

肝の生理的働きは疏泄を主っています。肝気はのびのびと条達[25]を保持し、心陽を旺盛にすることができます。たとえば犬が久しぶりに飼い主と対面した場合、とてもうれしくて興奮し、肝気舒暢[26]しているといえま

---

*20：血が漏れないようにすること。
*21：皮膚と筋肉の中間を示す中医用語。現代医学での皮下組織にあたる。
*22：身体に不調があるときは、悪い部分の形や色に似たものを食べるとよいという中医学の考えかた。
*23：器官とは五官に関わる5つの感覚器官のこと、組織とは五臓六腑の有機的な繋がりのこと。
*24：臓と腑は互いに協調、協力関係にあるが、そのなかでも密接に関係する臓と腑の組み合わせを“表裏関係”という。腑が表、臓が裏となる。たとえば肝と胆は表裏関係であり、胆が表で肝が裏となる。
*25：木の枝が分かれるように、四方に伸び通じていること。勢力が広くおよぶこと。
*26：肝気がのびのびして気持ちいい状態。

中獣医学の基礎理論

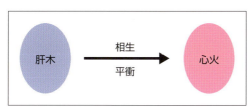

図9 木生火の相生平衡

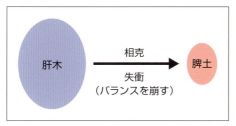

図10 木克土の相克関係の失調

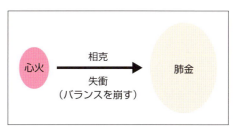

図11 火克金の相克関係の失調

す。心臓の鼓動は滑らかであり、心は舌に開竅*27 していることから、舌の色（舌色）はさらに紅くつややかになります。

### 例2　肝と脾の相克関係

肝（木）は脾（土）に克つ、という図式。

両者の平衡が保たれた正常な状態では肝の疏泄作用によって気の昇降出入がスムーズに行われ（調暢気機）、脾の運化機能によって営養物質と水湿を助けています。楽しいときは食欲旺盛で消化機能も良好、排便も正常です。

図10のように相克の平衡が崩れると肝の疏泄作用も失われます。たとえば各種ストレス因子によって精神に障害を受けると胃腸機能が乱れ、嘔吐や下痢を発現します。

【治療原則】疏肝健脾*28（扶土抑木法）*29

### 例3　心と肺の相克関係

心（火）は肺（金）に克つ、という図式。

健康な（正常な）状況では、心陽の温熱と肺金の粛清は相克の平衡関係にあります。臨床的には心音が躍動明瞭で律動も正常、呼吸も平穏な状態です。

図11のように相克関係が崩れ心陽が不足すると、肺気清寒*30 のために温化水飲*31 することができなくなり、

---

*27：舌は心の外候（外部に現れた徴候）で、舌に心の状態が反映される。"心の苗"であるともいわれ、舌の持つ味覚機能と言語機能は心の"血脈を主る""神志を主る"作用と深く関係する。そのため、心の生理機能に異常が生じると味覚異常や舌のこわばりなどの徴候が発生する。舌面は表皮に覆われていないので、舌色、つやで気血の盛衰を直接知ることができる。
*28：肝気の巡りを改善し、脾胃を健全にする。
*29：土（脾）を補い、木（肝）を抑制する治法。木克土に対する治法として使われる。
*30：肺気が澄んで寒々とする。
*31：水液を温めて気化させる。

痰濁内阻[*32]、咳嗽気痰[*33]などになります（たとえば心臓拡張を伴う肺水腫など）。

【治療原則】温補心陽[*34]、化痰飲[*35]

## 五行と中医学まとめ

　ひとつの臓器に疾患が発生したとき、ドミノのように随時ほかの臓器に伝播して２種類、またはそれ以上の病証が同時に存在することもあります。たとえば心、肝、腎に同病があるとき、中医学では"虚者受邪、実者不受邪（虚弱な者は邪を受け、充実しているものは邪を受けない）"と解釈します。これは中医学の病証、診断の整体観を具体的に表しています。

　中医学理論は中国古代の素朴な唯物論と弁証法に影響を受けて形成されており、五行の相生相克の理論を用いて疾患の発生を説明します。これは治療方法を導くという点で確かに意義があります。しかし疾患の転機を説明するには、機械的に相生相克の法則をあてはめるのみでは不十分であり、病証を全面的に考察する必要があります。同時に、現代のエビデンスベースの医学と組み合わせることで、疾患の正確な診断と治療を行うことができます。

## 経絡の基礎

　伝統医学では、身体には経絡というシステムがあることが知られています。経絡は気血が体内を循行する経路で、経脈と絡脈を包括したものです。先人は織物の縦糸と横糸になぞらえ、休内を縦に走るものを経脈、横に走る分岐を絡脈とよびました。

## 1．経絡と臓腑の相関性

　臓腑は、それぞれ属する経脈が決まっています。基本的な経脈は12本あり、それぞれに名前と循行経路があります。臓と腑は経絡を通じて相互に連絡しており、密接な関係があります。経脈と絡脈は縦横に走り、ネットワークのように全身を交錯しているのです。

## 2．経脈と経穴

　前述の12本の経脈のほかに、さらに２本の経脈があります。これが督脈と任脈です。身体の腹部正中線を縦に走るものを任脈、背部正中線を走るものを督脈といいます（**図12**）。12の経脈は基本的な経脈であることから正経十二経といい、この督脈と任脈を加えると十四経脈となります。経脈上には経穴が分布しています。後述するように、経脈と経穴は臨床上密接な関係があります。

---

＊32：老廃物が溜まって体液の巡りが悪くなること。
＊33：咳や痰が出ること。
＊34：心の陽気を補う治法。
＊35：痰や水液をなくす治法。

中獣医学の基礎理論

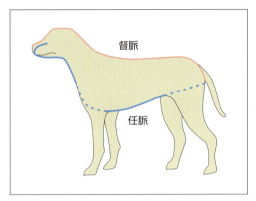

図 12　犬の督脈、任脈のイメージ

(1) 督脈
　督脈（督は総督という意味）は会陰部から背部正中線を循行し、頭頂の正中線を下って前歯の上で終わります。その途中には後海穴、百会穴、大椎穴、天門穴など、多くの重要な経穴が分布しています。

(2) 任脈
　任脈（任は担当という意味）は会陰部から腹部正中線を循行し、唇を巡り、2つに分かれて両目の中央下部で終わります。その途中には関元穴、神闕穴、中脘穴、承漿穴などの重要な経穴が分布しています。

(3) 太陽膀胱経
　足の太陽膀胱経は、解剖学的には目からはじまり脳を巡って背部に出て背骨を挟んで下がり、背最長筋と腸肋筋のあいだを通ります。背中のもっとも外側を通るものと腰から臀部に抜けるものが合流して下肢の背面中央を下り、小指外端に終わります。腎、膀胱に関与する経絡で、途中には内臓と密接な関係がある肺兪穴、心兪穴、肝兪穴、胆兪穴、脾兪穴、胃兪穴、腎兪穴、大腸兪穴、小腸兪穴、膀胱兪穴などの経穴があります。一般的には膀胱経とよばれます。

(4) 夾脊穴
　動物の背部にある経穴です。臨床上よく使われる胸夾脊穴と腰夾脊穴は、解剖学的には第10胸椎～第7腰椎の棘突起末端から1.5～3 cmに位置しています。脊柱およびその近隣組織の疾患の予防・治療に用います。

## 3. 経絡に関する認識

　中獣医学の古典には犬と猫の12の経脈の循行経路についての記載がありません。しかし現代の研究と臨床上での実践から経穴の存在は客観的に証明されており、犬の12経脈の循行経路と経穴はアメリカ、イギリスなどの獣医学研究者によって図示されています。研究者のなかには、経絡学説について「古代の医学家によって提唱された身体の生命活動についての概念である。この身体の各部位（臓腑、組織、諸器官）と外部環境（気象条件など）が協調しながら身体のバランスを調整しているという考えに基づき、身体を一定の条件下で全体的かつ体系的に観察すべきである」と認識している人もいます。

## 中獣医診断法における舌診

　中獣医での診断は望診、聞診、問診、切診の四診によって行われます。望診は現代医学の視診にあたるもので、精神状態の確認や口の色を観察する舌診も含まれます。

　舌診は中獣医学独特の診察法のひとつで、犬と猫（主に犬）の舌色、舌苔の有無、乾湿、厚薄などの変化を観察することで、疾患の状態を診断します。

　伝統医学では舌は経絡を介して直接または間接的に多くの臓腑と接続していて、臓腑の精気は舌に上栄*36するじょうえいと考えられています。したがって、動物の気血の盛衰*37と臓腑の虚実*38は舌に反映すると考えられているのきょじつです。たとえば前述のように心は舌に開竅する、つまり心は舌を介在して外部と繋がっており、心の循環の影響は直接舌に反映されるとされています。これを蔵象*39といい『類経・蔵象類』では"蔵居干内、形見干外、故曰蔵ぞうしょうるいきょうぞうしょうるい象（蔵は内にあり、形は外に現れる。故に蔵象という）"と記載されています。「舌は露出した内臓」「内臓の鏡」といわれるゆえんです。舌は動物の身体で唯一、外に露出した器官であるので、"諸内必行于諸外（体内に病があれば、身体の外面に顕著に現れる）"とされています。

> 舌診の観察部位：舌体、歯ぐき、頬部粘膜
> 観察内容：舌色、光沢度、舌態（舌体の活動状況）

## 1. 舌色

### （1）健康な口の色（標準色）

　正常な舌は伸縮力があり鮮やかに潤っていて、色は淡紅またはピンク色をしています。

　人々の細かな観察によって、口の色は生活のなかでなじみのあるものにたとえられました。これらはとてもいきいきと表現され、理解しやすいものになっています。

　健康な口の色は桃の花または蓮の花の色で、先人は"如桃如蓮、五臓安然（桃の如く蓮の如くあれば、五臓は心配ない）"、"舌如桃花鮮明潤、唇似蓮花色更輝（舌が桃の花のように鮮明に潤っていれば、唇は蓮の花の色のようにさらに輝く）"などと説明しています。淡紅またはピンク色の舌は動物の気血の運行が盛も衰えもしておらず、臓腑機能のバランスが取れた状態を表しています（図13、14）。

　健康な口の色と動物の年齢、暑さ寒さ、そのときの状態（たとえば運動している、安静にしているなど）は相関しています。また、品種による特殊な口の色には注意が必要となります。たとえば、チャウ・チャウの正常な舌は青黒い色を呈しています。同時に、ある食物によって引き起こされる"染色"という偽の色にも注意する必要があります。

---

＊36：滋養するという意味。この場合、臓腑の精気は舌に営養を与える、という意味になる。
＊37：気血は身体の表裏内外を交流させて営養物質を伝達し、臓腑・組織・器官の生理関係を調節する作用を持つ。これが順調に行われている状態が健康な状態、すなわち"盛"である。反対に、内外の病因の影響を強く受け気血の生理機能が失調することを"衰"といい、経絡気血の偏盛・偏衰といった病理的な変化が現れる。
＊38：その臓腑に備わっている生理的機能が正常に発揮できないほど低下している状態を"虚"という。虚は健康を害する原因となる。反対に、その臓腑に備わっている生理的機能が必要以上に過剰な状態を"実"といい、これも健康を害する原因となる。さまざまなものが身体を巡ることで健康は維持されるが、多すぎても少なすぎても巡りは悪くなりバランスを失う。
＊39：臓は五臓六腑、すなわち内臓のこと。象は外部に現れる生理、病理的現象をさす。臓象ともいう。

中獣医学の基礎理論

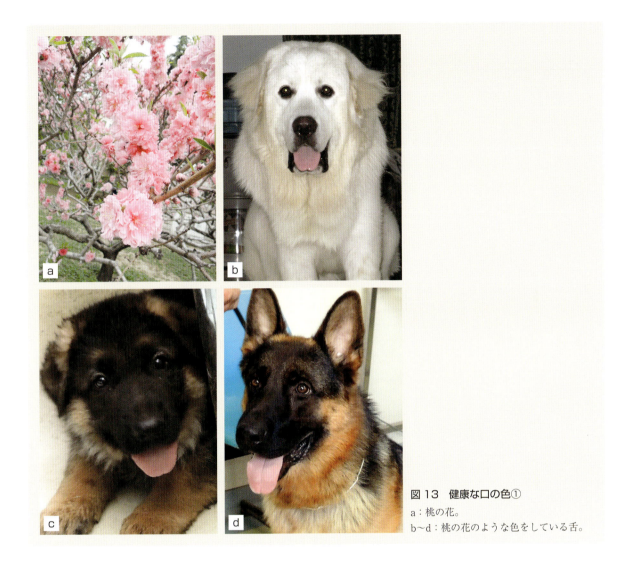

図13　健康な口の色①
a：桃の花。
b〜d：桃の花のような色をしている舌。

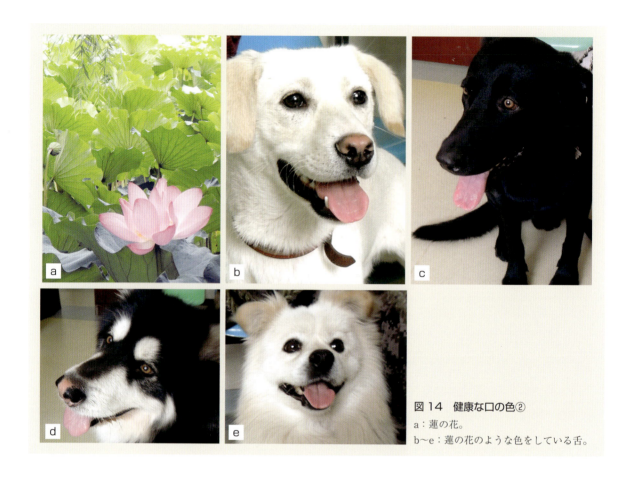

図14 健康な口の色②
a：蓮の花。
b～e：蓮の花のような色をしている舌。

　疾患の初期で微候が軽い、またはまだ臓腑におよんでいないときには口の色も淡紅かピンク色をしています。口の色は、予防接種などの際に健康のバロメーターとして必ず観察すべき項目のひとつとして挙げられるのです。
　黄韌主編『比格犬描述組織学（ビーグル犬の解剖アトラス）』によると、舌の構造は"低倍率の顕微鏡で観察すると、犬の舌体は舌粘膜と舌筋で構成されている。舌筋は縦、横、垂直の3組の骨格筋が相互に交差して配列しており、舌粘膜は上皮と固有層からなる。上皮は複層状の扁平上皮（不角化あるいは軽度に角化）、舌背面の上皮はやや厚く粗く、さらに多種の乳頭があり…………"と記されています。解剖学的にみると舌体の血流はとくに豊富で、上皮は不透明で淡紅またはピンク色を呈しています。

中獣医学の基礎理論

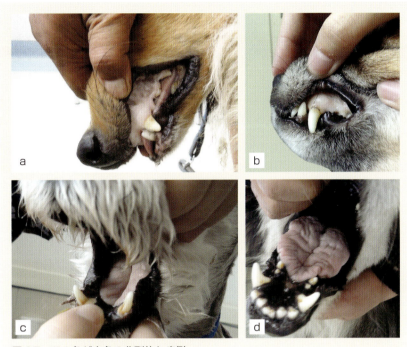

図15　口の色が白色の典型的な症例
参考値：犬の赤血球数（RBC）550～850×$10^4$/μL、ヘモグロビン（HGB）12～18 g/dL、
　　　　ヘマトクリット（HCT）37～55％
a：ボーダー・コリー、2歳、雌、寄生虫性貧血（鉤虫症）。
b：ミックス犬、5か月齢、ペルメトリン中毒による貧血。RBC 150×$10^4$/μL、
　　HGB 3.6g/dL、多染性赤血球（＃）
c：シュナウザー、5歳、雄、タマネギ中毒による貧血。
d：アラスカン・マラミュート、2歳、腎性貧血。RBC 289×$10^4$/μL、HGB 6.7g/dL、
　　HCT 20.6％

（2）病色

　白色、紅色、黄色、紫色などは疾患の場合に現れる色で、これを病色といいます。病色は主証*40に対応しており、主証によって治療原則も異なります。現在では検査方法と疾患に対する研究が進歩し、各種病色に対応する主証の考えかたもアップデートされてきています。

①白色（図15）

　虚証*41が主となります。さまざまな原因により気血不足、陽気虚弱となります。口の色が白色を呈する犬では、血液検査で主に赤血球数とヘマトクリット、ヘモグロビンの低下が認められます。治療原則は治本*42または

---

＊40：ある疾患に罹患している際に一定期間変動のない主要な徴候。証を判断するうえで特徴的かつ必発する徴候。反対に、主要なものではなく出現したりしなかったりする徴候を客証、または傍証という。
＊41：身体の要素である血、津液、精と陽気が不足していること。
＊42：根治療法のこと。本治。

25

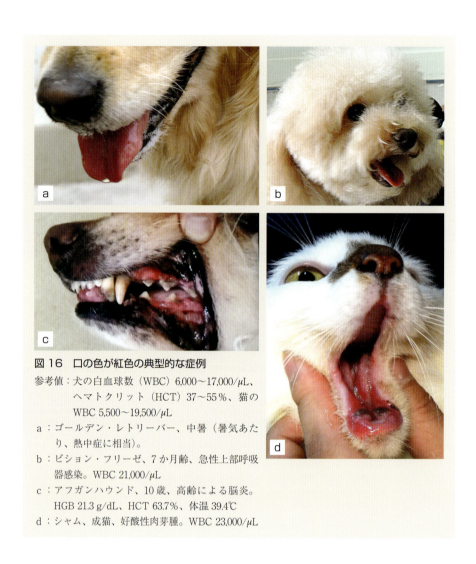

**図16 口の色が紅色の典型的な症例**
参考値：犬の白血球数（WBC）6,000〜17,000/μL、
ヘマトクリット（HCT）37〜55％、猫の
WBC 5,500〜19,500/μL
a：ゴールデン・レトリーバー、中暑（暑気あた
り、熱中症に相当）。
b：ビション・フリーゼ、7か月齢、急性上部呼吸
器感染。WBC 21,000/μL。
c：アフガンハウンド、10歳、高齢による脳炎。
HGB 21.3 g/dL、HCT 63.7％、体温 39.4℃
d：シャム、成猫、好酸性肉芽腫。WBC 23,000/μL

標本兼治[*43]とすべきです。

②紅色（図16）

熱証が主となります。急性感染性疾患や高熱、脱水などでみられる状態です。口の色が紅色を呈する犬では、血液検査で白血球数あるいはヘマトクリットの増加が認められます。

---

*43：中医学の治療の基本原則には"標治"と"本治（治本）"がある。"標治"とは表面に現れる徴候、急いで解決しなければならない徴候（標）に対する治療をいう。"本治"は病気の原因（本）を消し去り、体質を改めるための治療をいう。標治にとどまらず、本治も併せて行うことを標本兼治または、標本同治という。

中獣医学の基礎理論

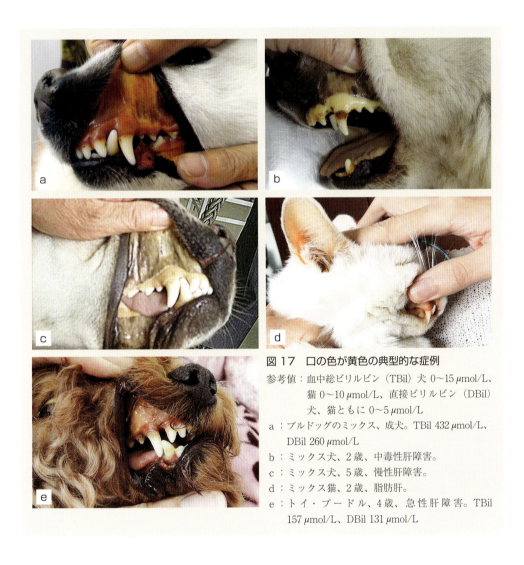

図17 口の色が黄色の典型的な症例
参考値：血中総ビリルビン（TBil）犬 0〜15 μmol/L、
猫 0〜10 μmol/L、直接ビリルビン（DBil）
犬、猫ともに 0〜5 μmol/L
a：ブルドッグのミックス、成犬。TBil 432 μmol/L、
DBil 260 μmol/L
b：ミックス犬、2歳、中毒性肝障害。
c：ミックス犬、5歳、慢性肝障害。
d：ミックス猫、2歳、脂肪肝。
e：トイ・プードル、4歳、急性肝障害。TBil
157 μmol/L、DBil 131 μmol/L

③黄色（図17）

　湿が主となります。肝胆疾患では黄色の濃淡と血中総ビリルビン、直接ビリルビンの量が相関しています。

④紫色（図18）

　気滞血瘀症が主となります。さまざまな原因から引き起こされる心臓病あるいは肺疾患によるもので、多くの場合は酸素不足が原因です。

## 2．光沢度

　望診中は色をみるだけではなく、舌体が潤沢かどうかも観察する必要があります。昔から"有一分光沢、就有一分生机（少しの光沢があれば、それは少しの生命力がある）"といわれるように、光沢があれば活力のある生命体

27

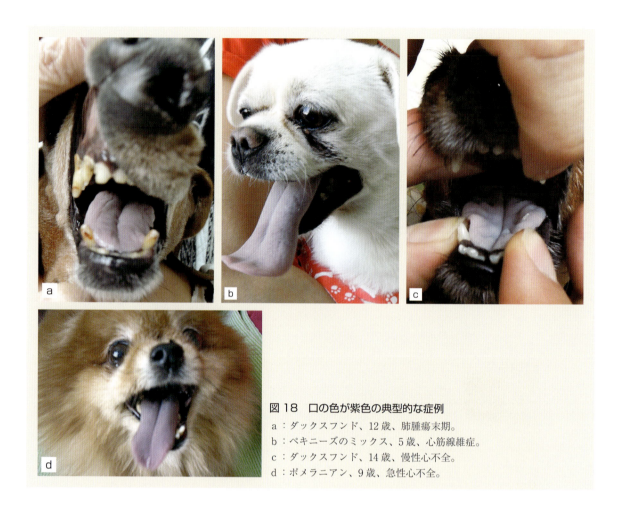

図18 口の色が紫色の典型的な症例
a：ダックスフンド、12歳、肺腫瘍末期。
b：ペキニーズのミックス、5歳、心筋線維症。
c：ダックスフンド、14歳、慢性心不全。
d：ポメラニアン、9歳、急性心不全。

であり、身体の正気[*44]を傷つけることがなく生き続けることができます。反対に光沢がなくなれば、生命体の活力はなくなり予後は不良といえます。

獣医学の古書には"明沢則生、枯夭則死（光沢はすなわち生、枯れてつやなきはすなわち死）"とあり、書中には以下のような具体的な記載があります。

> 翡翠の如く青き者は生き、インディゴブルーに似たものは死す（図19）。
> 豚油膏[*45]の如く白き者は生き、白骨に似たものは死す（図20）。
> 鶏冠の如く赤き者は生き、凝血（死血）に似たものは死す（図21）。
> 蟹の腹の如く黄色き者は生き、黄土に似たものは死す。
> カラスの羽の如く黒き者は生き、煤に似たものは死す（図22）。

---

＊44：先天の精気と後天の精気が合わさったもので、全身を満たし養っている。身体のさまざまな働きと病気への抵抗力はすべて正気と関係している。身体の生命活動の原動力である。真気ともいう。

中獣医学の基礎理論

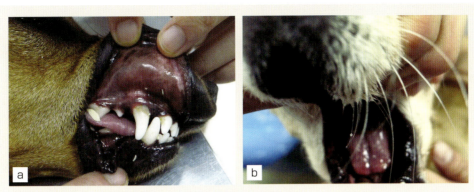

図19　インディゴブルーのような口の色の典型的な症例
参考値：尿素窒素（BUN）5.04〜29.12 mg/dL、クレアチニン（Cre）0.68〜1.24 mg/dL、犬の膵特異的
　　　　リパーゼ（CPL）（−）
　a：ミックス犬、8歳、雄、腎不全を伴う腰椎疾患。
　b：ラフ・コリー、12歳、雄。BUN 140.02 mg/dL 以上、Cre 6.13 mg/dL、CPL（＋）

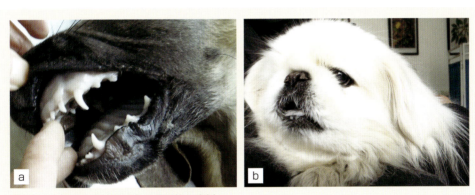

図20　白骨のような口の色の典型的な症例
　a：ミックス犬、腸炎後期。
　b：ペキニーズ、8歳、雌、長期営養不良を伴う心不全。

　先人は「唇が墨汁の如きものは生の時間が限られており、舌が煤けたような色には死が刻まれている」ともいっています（図23）。
　ある学者は、口の色と生理機能の失調（たとえば細菌毒素の侵入、動物自身の毒素産生、組織細胞の代謝障害など）が密接に関係していると考えています。これはもっと深く議論されるべきものと思われます。

----

＊45：豚の油（ラード）で作ったクリーム。

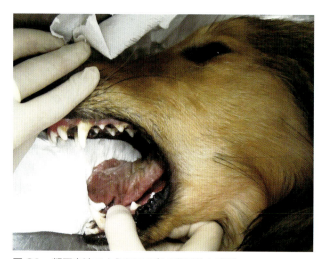

**図21　凝固血液のような口の色の典型的な症例**
ラフ・コリー、4歳、雄、体温39.1℃、血圧240 mmHg、脳神経徴候を伴う。

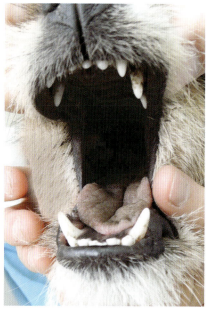

**図22　煤のような口の色の典型的な症例**
ミックス犬、2歳、雄、体温37.5℃、意識障害がある。水が嚥下できないため口渇を呈し、絶えず水を飲もうとしている。24時間後死亡。

## 3．口の色の多様性

### （1）舌色の変化
　臨床上、口の色が病色から正常色に変わることがしばしば認められます。これは身体が徐々に回復しているという証拠です。反対に、正常色から病色に変わることもあります。これは正虚邪盛[*46]の証明となります。

### （2）舌色の差
　犬の口の色は個体によって違いがあります。これは疾患に対する抵抗力の強弱によるものです。

### （3）複数の舌色
　同時に多種の疾患に罹患した犬では、口の色も複合して現れることがあります。

### （4）舌色の診断
　ある種の口の色はほかの口の色を隠し、現在の疾患の本当の色を目立たなくしてしまうことがあります。したがって、四診を総合的に用いることが大切です。

---

＊46：正気が少なくなって、邪気が盛んになること。

中獣医学の基礎理論

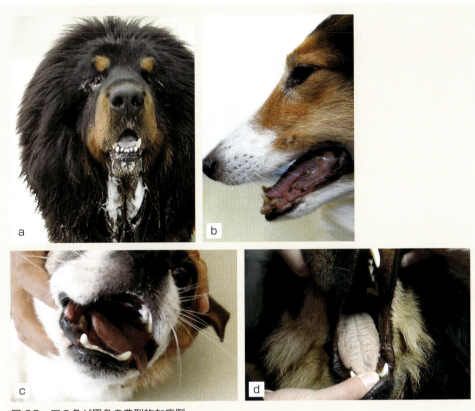

図23　口の色が黒色の典型的な症例
a：チベタン・マスティフ、1歳、雌、大葉性肺炎。出産を直前にひかえている。
b：ラフ・コリー、5歳、雄、慢性腎不全。
c：ミックス犬、1歳、雄、激しい痛みで死亡。
d：チベタン・マスティフ、8か月齢、雄、ミコナゾール中毒。

## 4．舌態

　舌態とは舌の活動状態のことで、たとえば麻痺、強直、萎縮、歪曲、舌体断裂、皺などは病的な状態であることを表しています。その原因の多くは原発性、あるいは続発性末梢神経疾患、免疫疾患、加齢に伴う疾患、中毒などです。そのほかに急性あるいは慢性疾患があります。

## 舌診まとめ

・犬や猫の口の色は気血の運行状態を反映するだけでなく、各組織や器官の病変の重症度にも関係しています。

・犬や猫の口の色は、疾患の転帰と予後の有効な目安となります。

・口の色だけでなく精神状態も調べて、病状を理解する必要があります。神は正気の物質的基礎とみなされ、また正気そのものを表しています。このことから"精神"ともいいます。神は動物の身体の外側（たとえば目、被毛、鼻など）に現れるため、神の盛衰は動物が健康か否かを表す重要な指標のひとつとなります。健康な犬や猫は被毛が潤沢でつやがあり清潔で、両眼はいきいきとして明るく、鼻鏡は湿潤でさわやか。肛門はきれいで、排便排尿も正常。動きは敏捷で、飼い主の声によく反応するなどの特徴が挙げられます。一方、病がある犬や猫は神の衰えが象として現れます。

・口の色の観察を行う際には安全に注意をはらい、無理に行わず、咬まれないようにしてください。徴候が重篤な犬や猫では、観察にあたり手袋を着用するなどの対策が必要です。

# 2　毫鍼療法

> 概　論

## 1．成り立ち

　中獣医鍼灸学は中獣医学の貴重な科学遺産であり、悠久の歴史を持っています。古くは原始時代、人類が野生動物を飼い馴らし家畜化した時期にはすでに砭石（へんせき）や骨鍼などの医療工具（図1）が出現しており、紀元前1,400年頃には中獣医鍼灸学が形成されました。獣医療に関する古典籍で最初に体系的に記載されたのは、馬、牛の鍼灸に用いる経穴やその治療法です。1982年には専門書『中国獣医鍼灸学』が出版されました。この本には犬の鍼灸に用いる経穴（ツボ）76個、猫の鍼灸に用いる経穴36個が記載されています。
　21世紀に入り、鍼灸療法は犬と猫の病気を治療するために世界中の多くの国々で広く受け入れられ応用されています。

## 2．鍼法

　中獣医鍼灸学は鍼法（刺鍼）と灸法を包括した医術です。鍼法とは、動物のある一定の部位に鍼を刺すことによって疾患の治療を行うことをさします。

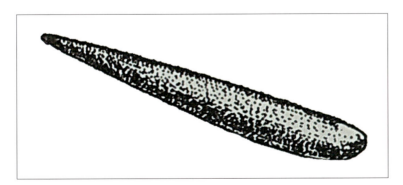

図1　新石器時代の砭石
膿瘍の切開と鍼灸治療の両方に用いる。

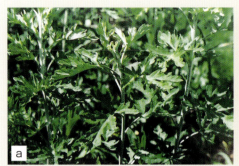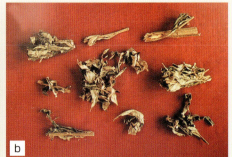

図2 キク科植物のヨモギ
a：自生しているヨモギ。b：乾燥させたヨモギ。

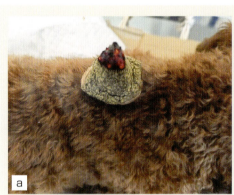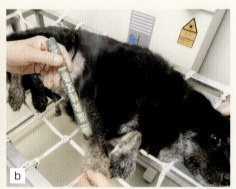

図3 灸による治療
a：艾炷の燃焼。b：棒灸（モグサ灸）での治療。

## 3. 灸法

　灸という字は「久しい」と「火」との合成文字であり、「長時間熱を加える」という意味があります。灸法は一種の温熱刺激療法で、キク科植物であるヨモギの葉（図2）を乾燥させ荒い茎や不純物を取り除いたモグサを用いた棒灸（ロール状にしたもの）に点火したり、艾炷（ひねって円柱状にしたもの）を犬の身体の平坦な部位（図3a）または経穴の上で点火します（図3b）。艾炷を使う際は、必ず新鮮な生姜片で作ったパッドを使用し、直接肌に乗せて点火しない（皮毛や皮膚などを焼かない）ように注意しましょう。新鮮な生姜片は艾の温熱効果を高めます。

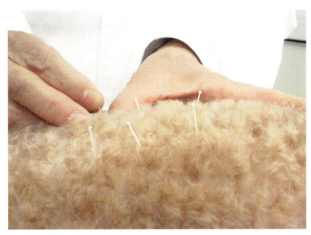
図4　鍼治療

灸には疏通経絡[*1]、祛除寒邪[*2]の作用があります。昔から鍼と灸という2つの療法は、常に一対のように合わせて利用されてきました。そのため、習慣的に"鍼灸"とよばれ、現代に至るまで親しまれています。

## 毫鍼療法

毫鍼療法（ごうしんりょうほう）は毫鍼（後述）を用いて病気の犬や猫の経穴を刺鍼するものです。これにより身体機能の調整と疾患の治療を行います（図4）。

経穴（けいけつ）はときに腧穴（ゆけつ）やツボともよばれます。この場合の"穴"とは孔隙（こうげき）[*3]を意味します。経穴は経絡に属し、さらに経絡は臓腑に通じています。したがって経穴、経絡、臓腑の3者は切り離すことのできない密接な関係にあります。3者のあいだには双方向性の流れがあり、内から外へは疼痛として現れ、外から内への流れによって刺激を受け取ります。この考えに基づいて、疾患の予防と治療を行います。

経穴は動物の気血が出入りする部位であるとともに邪気が侵入する部位でもあり、前述のとおり臓腑の疼痛が体表に現れる反応点でもあります。発病の主な要因は各種病因による気血の瘀滞、経脈の閉塞、陰陽の失調によるものとされています。鍼灸治療は、経穴を刺激することで扶正祛邪（ふせいきょじゃ）[*4]、調和気血[*5]、疏通経絡をもって陰陽を平衡することを目的とするものです。

沈雪勇は「経穴の特異性とは、罹患した身体が経穴に対するさまざまな刺激によって活性化されることで臨床的に有効な効果を示すことである。これは病理学的にも立証されている」と解説しています。

---

*1：経絡の流れを改善すること。
*2：寒邪を取り除くこと。
*3：筋や骨などの隙間にある孔、という意味。"経穴"という言葉自体も同じ意味を持つ。
*4：抵抗力を高めて、病原菌を寄せつけないようにすること。
*5：気血をバランスよく調和すること。

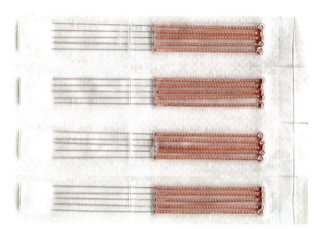
図5 鍼灸用の針

## 1．鍼具

　臨床現場で常用される毫鍼ではディスポーザブル鍼が使用されます。毫鍼はステンレス製のワイヤーを磨いたもので、強靭で弾力性に富んで強い硬さがあり、磁性がなく、熱伝導性に優れており、鍼尖は滑らかでかつ細く進鍼が容易であるため、犬や猫の苦痛を軽減できます。

　鍼柄には銅線を巻き付けてあるので（図5）、進鍼の角度が観察でき便利です。臨床現場では直径0.25〜0.35 mm、長さ13〜25 mmの規格の鍼がよく用いられます。毫鍼の太さは症例の皮膚の柔らかさやしなやかさ、徴候の進行状況によって選択する必要があります。鍼体が細すぎると硬さが不足して切皮するのが難しく、反対に鍼体が太いと柔らかい皮膚を傷つけてしまいます。

## 2．一般的な進鍼法

　刺鍼の第一歩は皮膚に鍼を刺すことです。皮膚は痛みに対して敏感で、刺鍼時の痛みは鍼尖が切皮する一瞬に起こることに留意しなければなりません。獣医師は鍼を操作する際に、押手（鍼を持たないほうの手）の親指で経穴の上を軽く回転するようにマッサージして痛みを軽減し、また症例に声をかけながら優しく接して緊張を取り除くようにします。

### （1）指切進鍼法
　押手親指の先端で経穴を押さえ、刺手（鍼を持つ手）で鍼を持ち圧迫したところに刺鍼します。押手と刺手でうまく力加減して刺鍼するようにします。臨床現場ではこの方法が多く用いられます（図6）。

### （2）提捏進鍼法
　押手親指と第二指（人差し指）を用いて皮膚を引っ張り上げ、刺手で鍼を持って刺鍼します。一般的に、皮膚が引き締まった経穴に用います（図7）。

毫鍼療法

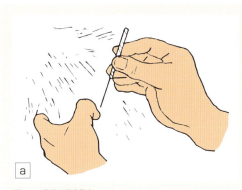
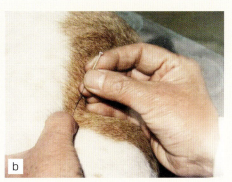

図6 指切進鍼法
a：指切進鍼法。b：施術の様子。

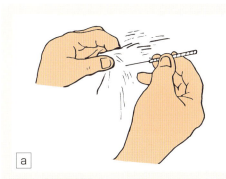
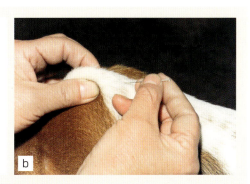

図7 提捏進鍼法
a：提捏進鍼法。b：施術の様子。

(3) 舒張進鍼法

押手親指と第二指で、経穴の両側の皮膚を引き伸ばしてたるまないようにし、刺手で鍼を持って刺鍼します。皮膚の皺が多く、固定が困難な経穴に適しています（図8）。

## 3. 経穴の解剖学的観察

犬の経穴の解剖学的な位置を図9に示します。経穴の多くは筋肉、腱、靭帯の毛細リンパ管、毛細血管、末梢神経、結合組織間に位置しています。

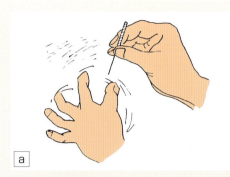
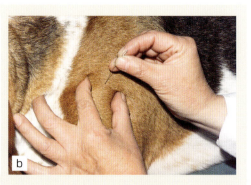

図8　舒張進鍼法
a：舒張進鍼法。b：施術の様子。

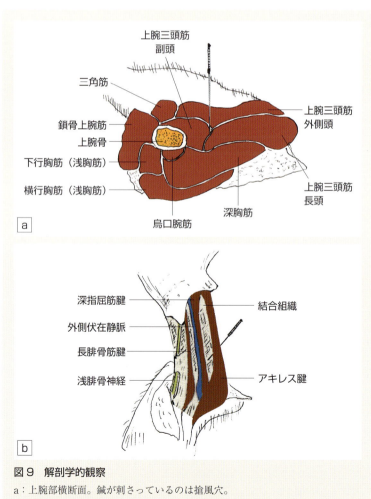

図9　解剖学的観察
a：上腕部横断面。鍼が刺さっているのは搶風穴。
b：足根関節外側面。鍼が刺さっているのは後踵穴。

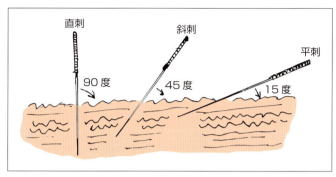
図10　刺鍼角度

## 4. 刺鍼における角度・深度・時間・注意事項

### (1) 刺鍼角度
　刺鍼角度とは皮膚表面に対する鍼体の傾斜度のことで、直刺、斜刺、平刺に分けられます（図10）。経穴の解剖学的位置によって推奨される刺鍼角度は異なります。

①直刺
　皮膚表面に対して鍼体を垂直または垂直に近い角度で刺入することです。たとえば搶風穴に対して使います。

②斜刺
　皮膚表面に対して鍼体を45度の角度で刺入することです。骨格辺縁や主要臓器のある部位、たとえば背部の肝兪穴、脾兪穴などに対して使います。

③平刺
　皮膚表面に対して鍼体を15度の角度で刺入することです。筋肉がとくに薄い部位、たとえば後踵穴などに対してよく使います。

### (2) 刺鍼深度
　刺鍼深度は適度でなくてはなりません。『素問・刺要論篇』では「病に浮き沈みがあるように、鍼を刺すのにも深い浅いがある。病によって刺鍼の深さを調整することは理にかなっている」と書かれています。

### (3) 刺鍼強度
　刺鍼時は一定の刺激量に達した際に、犬や猫に鍼感反応[*6]が生じます。手法（行鍼）には強刺激、中刺激、弱刺激があります。

---

*6：刺鍼をした際に感じられる特異的な異常感覚のこと。刺鍼時に痛みとは違う、響くような感覚が一定の方向に放散していくことがある。これを鍼感反応、あるいは鍼の響き、鍼響、得気などという。

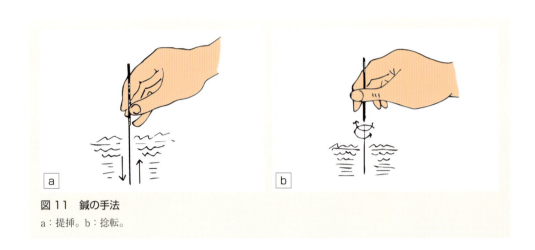

**図11 鍼の手法**
a：提挿。b：捻転。

①強刺激
　深く進鍼する深進鍼の一種で、比較的大きな抜き差し（提挿）とやや速い回転（捻転）を行う手法です。通常、体質の強い犬に用います。

②中刺激
　強刺激と弱刺激の中間の刺激強度で行う手法で、提挿の振幅と捻転の回転は強すぎも弱すぎもしないようにします。一般的な体質の犬に使います。

③弱刺激
　浅く進鍼してやや小幅で提挿し、ややゆっくりとした回転で捻転します。軽く柔らかい手法です。高齢、幼齢の犬や猫、虚弱な犬や猫、重要な臓器の経穴に用います。

### （4）提挿と捻転（図11）
　刺鍼過程において使われる提挿や捻転といった手法を"行鍼"といいます。犬や猫に経気感応[*7]を作り出させることを目的に使用します。経気感応とは、たとえば筋肉が収縮したり尾を振り上げるようなことです。

①提挿
　鍼体を上下にやや大きく振幅する手法のことです。たとえば廉泉穴への刺鍼に用いられます。

②捻転
　刺鍼する手の親指を左に向かって回転させます。これを外回り捻転、あるいは伝統医学では補法といいます。親指を右、すなわち反時計方向に回す方法は内回り捻転、あるいは瀉法といいます。補法と瀉法はどちらも重要な手

---

*7：鍼感反応が生じた際に現れる身体の反応。軽い電流や冷たい水などがゆっくり一定の方向に放散するように感じることが多い。感じかたには個体差があるが、突発的かつ瞬間的に強烈な刺激が起こることはない。ゆっくりとおだやかで、流れるような感覚である。経気感応は鍼を通じて施術者が感じ取ることができる場合が多い。

法で、刺鍼の多くが本法を用いています。

## (5) 刺鍼時間

刺鍼時間、すなわち置鍼時間は多くの場合15～30分間程度とします。

## (6) 注意事項

### ①刺鍼前

- ・飼い主が犬や猫のそばに寄り添うとよい。
- ・症例を適切に保定できているかどうか、繰り返し確認する。
- ・刺鍼する経穴が適切に選穴[*8]できているかを事前に把握しておかなければならない。
- ・騒音や不快な環境は避けなければならない。
- ・鍼具を使用する前には品質の検査を行い、鍼体の変形や鍼尖の折れなどがないかを確認する。毫鍼はディスポーザブル鍼を使用するのが望ましい。
- ・被毛が汚れている場合はまず被毛を清潔に消毒し、汚染による鍼孔の化膿を防止する。
- ・妊娠期には刺鍼しない。とくに腰より下に刺鍼してはいけない。

### ②刺鍼時

- ・動物の精神状態と動作を随時観察する。たとえば刺鍼過程で落ち着きがない、不安そうであるなどの変化、そのほかの異常が現れたら、すぐに置鍼時間を調整するか刺鍼を中止しなければならない。
- ・胸背部の経穴に対する刺鍼では深刺し[*9]はしない。深度が深すぎると内臓を傷つけやすくなる。たとえば胸膜や肺に刺さると気胸などを引き起こす恐れがある。

### ③刺鍼後

- ・経穴皮下にある毛細血管を刺してしまい、抜鍼時に少量の皮下出血を引き起こすことがよくある。その際は消毒用の綿球で圧迫止血する。
- ・鍼孔からの感染を防ぐため、刺鍼後3日間は洗ってはいけない。

### ④まとめ

治療する際には穏やかな環境のなかで症例を適切に保定すること、獣医師は安定した指力で機敏かつ的確な施術を行うこと、飼い主が症例のそばに付き添うことで、治療効果を大きく向上させることができます。

刺鍼について陳漢平は「生体における一種の合理的な自己創傷治療である」と述べています。毫鍼は非常に細いものですが、刺鍼時に鍼が皮膚や各層の筋肉などの組織を通過することや、刺鍼の手技の動きによって生体に超微細な損傷を引き起こし、それによって治療効果を得るものだということです。

---

*8：治療方針が決まって処方するにあたり、経穴を選ぶこと。
*9：深く刺すこと。鍼灸用語。

## 刺鍼が生体におよぼす作用

　動物に対する臨床的な実践から、刺鍼は多岐にわたる診療科目の、多系統の疾患を治療できることが証明されています。動物への主な作用を以下に紹介します。

### 1. 調整作用

　刺鍼は生体の各系統、各器官の機能に対する調整作用を有しています。この作用は明らかに良性であり、双方向性の調整作用があります。良性かつ双方向性の調整作用とは、機能が亢進しているものは刺鍼によってその機能を低下させ、機能が低下しているものはその機能を向上させるという作用のことです。つまり身体のバランスを整えて、それぞれの機能を正常な状態にすることができます。

#### （1）実験研究

　張笑平らは、刺鍼による調整作用への影響を調べる実験を行いました。まず犬に鈴の音と電灯の光で食物性の条件反射を強く連結させ（古典的条件付け）、その後カフェインなどの中枢神経興奮薬を皮下注射することで実験的に唾液分泌量を増加させました。唾液分泌量の増加が認められたあと、後三里穴、百会穴に刺鍼したところ、唾液分泌量は減少し正常レベルに戻りました。また、臭化ナトリウムなどの中枢神経抑制薬を内服させることにより唾液分泌量が著しく減少した際も、刺鍼により唾液分泌量は短時間で増加し正常レベル以上に回復ができたと報告しています。

#### （2）症例紹介
①廉泉穴への刺鍼による治療

`ケース1` 舌体麻痺症

【症例】
　ペキニーズ、性別：雌、年齢：6か月齢（図12b〜d）

【経緯】
　数日間なにも食べていない。

【検査】
　精神状態、体温、呼吸、脈拍は正常。舌が右の口角から4cm程度突出し、薄く、細くなっている。舌の体積は正常の1/2程度で、表面は乾燥、縮小し、皺がある。色は暗紅。舌を口内に戻すことができず舌への刺鍼にも無反応で、飲食ができない。

【治療】
・廉泉穴へ刺鍼。約0.5cm進鍼して15分間置鍼、抜鍼の際に提挿を数回繰り返す。これを2日おきに行う。
・ビタミン$B_1$注射液50mg、ビタミン$B_{12}$注射液0.25mgを皮下注射。
・露出した舌体をガーゼで覆い、毎日決まった時間に生理食塩液をスプレーする。

【効果】
　徴候は徐々に改善。1か月後の診察では舌体の動きはよくなり、舌色は紅潤で、食事量も徐々に増加していた。飼い主に廉泉穴を1日5分マッサージしてもらい、ビタミン$B_1$錠（10mg/錠）を1日3錠内服させたところ、3か月後の健康診断では舌体は完全に回復していた。

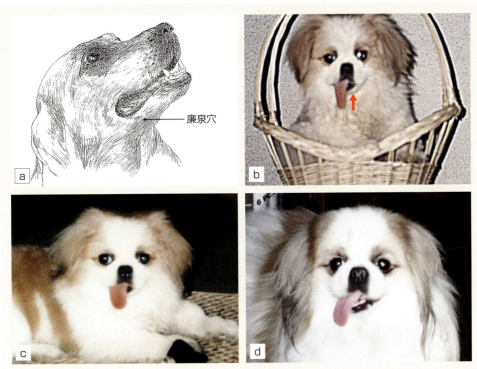

図12 舌体麻痺症
a：廉泉穴。
b：舌体が麻痺し細長くなっている。舌筋は萎縮している。矢印は廉泉穴を示す。
c：治療1か月後。
d：治療1年後。舌体が豊満になっている。

ケース2　舌体強直症
【症例】
　ミックス猫、性別：雌、年齢：6歳（図13）
【経緯】
　てんかんの既往歴があり、鎮静薬注射後に発病した。
【検査】
　舌体は強直しており弾力がない。手で舌体を口内に戻してもすぐに飛び出てしまう。両側の咬筋を指圧すると硬く、緊張状態であった。水をなめて飲むことができず、食物を咀嚼する力もないため、飼い主が毎日舌の上に水を垂らし、噛み砕いた食物を口に入れ与えていた。

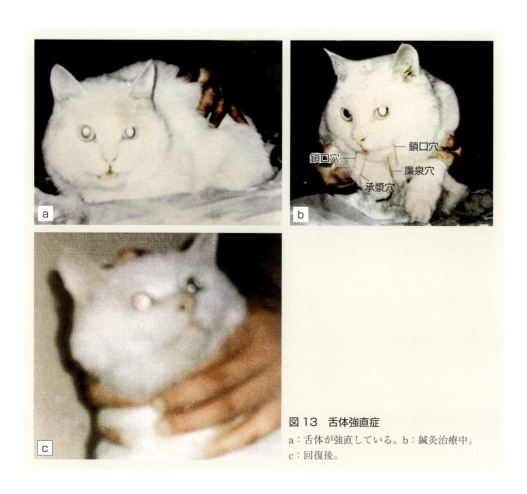

図13 舌体強直症
a：舌体が強直している。b：鍼灸治療中。
c：回復後。

【治療】
・廉泉穴を主穴*10として刺鍼し、鎖口穴、承漿穴、天門穴を配穴*11して、15分間置鍼。
・ビタミン$B_1$注射液25 mg、ビタミン$B_{12}$注射液0.1 mgを週3回皮下注射。

【効果】
　5回目の廉泉穴への鍼治療後、舌体は回復し正常に飲食できるようになった。現在もてんかん発作はない。

【まとめ】
　廉泉穴への刺鍼により、舌体の運動機能と分泌障害が改善した。これは解剖学的には舌下神経の機能が関係する。廉泉穴などへの刺鍼は、舌体の運動神経機能への双方向性の調整作用を有する。医学の古書には、舌強舌痿*12に対して廉泉穴を用いて治療したという記録がある。

---

＊10：処方の主要目的となる経穴。これに対し、主穴がその治療目的を達成できるように補助するため、あるいは兼症（外邪の影響で現れる副次的な徴候）を治療するために選択する経穴のことを補穴という。
＊11：治療方針にしたがって複数の経穴を選穴し、組み合わせること。
＊12：舌のこわばりと萎え。

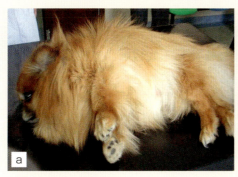 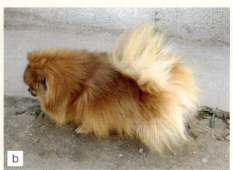

図14　前肢痙攣性麻痺
a：治療前。b：回復後。

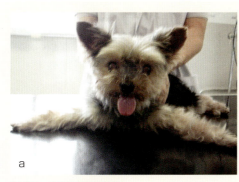 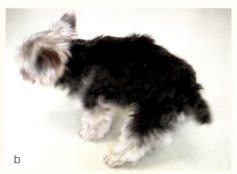

図15　前肢弛緩性外転
a：治療前。b：回復後。

②刺鍼がおよぼす上位および下位運動ニューロン機能障害の自己調節作用

　近年、アメリカの動物神経学者により、犬と猫の健康時の神経系では上位運動ニューロンおよび下位運動ニューロンが身体の正常な運動機能を調節する役割を担っていることが解明されました。犬と猫の四肢の活動はニューロンにより調整されているため、力強く走ることができます。

　脊髄が関係する病態で第1頸椎～第3腰椎に問題がある場合、神経学的にみると上位運動ニューロンと下位運動ニューロン機能障害が発現し、神経支配下の組織機能の異常（たとえば筋肉張力の増強あるいは減弱、脊髄反射の増強あるいは減弱、感覚異常、歩様の変化、尿失禁または貯留など）を呈します。中国農業大学付属動物病院で7年のあいだに治療した頸部、胸部、腰部の椎間板疾患約300例では、いくつかの経穴を組み合わせた鍼灸治療を行うことで病証が改善あるいは完全治癒に至りました。鍼灸治療の神経に対する双方向性の調節作用が十分に反映されたものと考えられます。

　刺鍼による双方向性の調節作用で、筋肉張力が増強あるいは減弱した例を紹介します（図14～19）。

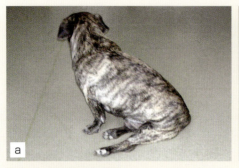
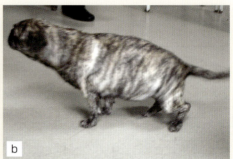

図16　後肢痙攣性麻痺
a：治療前。b：回復後。

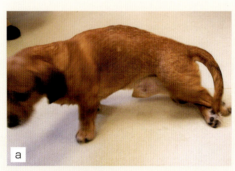
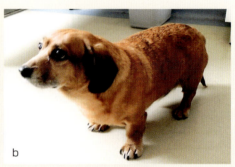

図17　後肢弛緩性麻痺
a：治療前。b：回復後。

上位運動ニューロン機能不全
・前肢筋肉張力の増強：第5～第6頸椎狭窄、第6～第7頸椎過形成による前肢痙攣性麻痺を呈すポメラニアン（図14）
・前肢筋肉張力の減弱：第7頸椎～第1胸椎の狭窄による前肢弛緩性外転を呈すヨークシャー・テリア（図15）

下位運動ニューロン機能不全
・後肢筋肉張力の増強：第13胸椎～第1腰椎狭窄による後肢痙攣性麻痺を呈すパグ（図16）
・後肢筋肉張力の減弱：第12胸椎～第3腰椎の過形成による後肢弛緩性麻痺を呈すミニチュア・ダックスフンド（図17）、第3～第4腰椎の狭窄による後肢の軽度外転を呈すコッカー・スパニエル（図18）、第2胸椎～第1腰椎の軽度の狭窄による軽度の交差麻痺を呈すペキニーズ（図19）

下位運動ニューロンの機能不全を伴う上位運動ニューロン機能不全
・第6～第7頸椎の過形成、第1～第2腰椎の狭窄による前肢の麻痺および後肢の軽度の強直性不全麻痺を呈すシェットランド・シープドッグ（併せて尿貯留の病歴がある。性別：雄、年齢：5歳、体重：10 kg、図20）

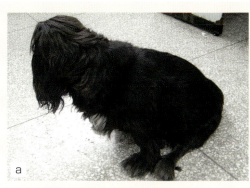
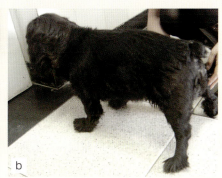

図18　後肢の軽度の麻痺性外転
a：治療前。b：回復後。

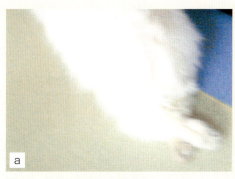
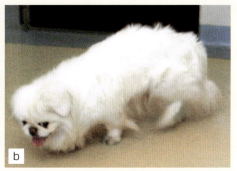

図19　後肢の軽度の交差麻痺
a：治療前。b：回復後。

　なお、重症症例に対しては刺鍼があまり有効ではない場合があります。
　馬文斌、張健らの報告によると、白鍼療法[*13]を3週間～2か月間行ったものの効果がみられなかったペキニーズ3例（飼い主の希望により安楽死）の剖検を行ったところ、3例の脊髄はさまざまな程度に変形していたことが判明しました。神経組織は崩壊し、たった数個の乾燥した神経ニューロンしか残っておらず、大量の神経線維が失われており、その損傷の程度は修復不可能なものでした（図21）。
　この試験結果から、疾患の予後を判定するためには磁気共鳴画像（MRI）などを使用した神経学的検査で脊髄の正確な位置や状態を把握し、より正確なデータを得る必要があることがわかりました。

---

＊13：圓利鍼（毫鍼）や小寛鍼（剣型のステンレス製鍼）を経穴に一定の深度で刺入し、行鍼や置鍼などをすることで症例に鍼感（得気）を出現させて病気の予防・治療を行う方法。

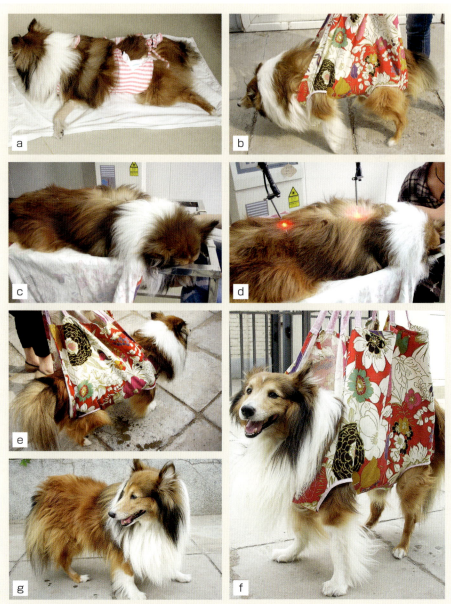

図20 前肢の麻痺および後肢の軽度の強直性不全麻痺
前肢は筋肉張力が減弱し、後肢は増強。すなわち身体に2種類の徴候が出現し、刺鍼の双方向性の調整作用によって治療した。
　a：治療前。
　b：起立を扶助している。
　c：鍼灸治療中。
　d：鍼灸およびレーザー治療中。
　e：治療3週目、自力での排尿が可能になる。
　f：治療4週目、リハビリテーション治療中。
　g：治療5週目、回復。

毫鍼療法

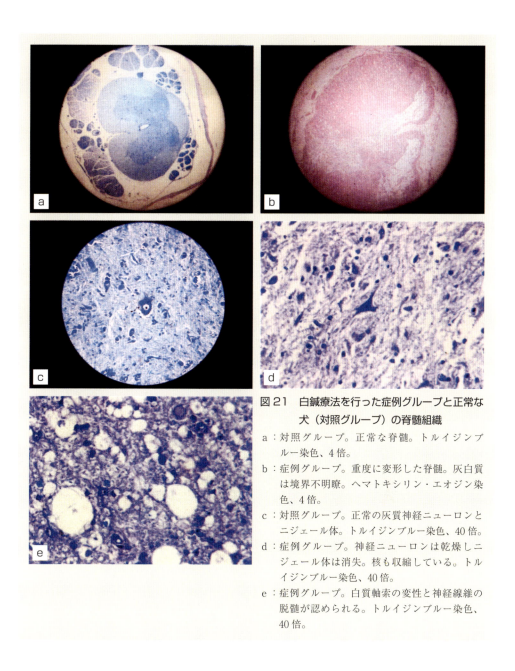

図21　白鍼療法を行った症例グループと正常な犬（対照グループ）の脊髄組織

a：対照グループ。正常な脊髄。トルイジンブルー染色、4倍。
b：症例グループ。重度に変形した脊髄。灰白質は境界不明瞭。ヘマトキシリン・エオジン染色、4倍。
c：対照グループ。正常の灰質神経ニューロンとニジェール体。トルイジンブルー染色、40倍。
d：症例グループ。神経ニューロンは乾燥しニジェール体は消失。核も収縮している。トルイジンブルー染色、40倍。
e：症例グループ。白質軸索の変性と神経線維の脱髄が認められる。トルイジンブルー染色、40倍。

③末梢神経運動機能障害性疾患に対する鍼治療

　刺鍼による治療は末梢神経運動機能障害性の疾患、たとえば前肢、後肢の運動神経麻痺性疾患に有効な治療効果を有します。

　一部の犬にとってある種の抗菌薬（アミカシン、ノルフロキサシンなど）は神経伝達物質を破壊して麻痺を引き起こす可能性がありますが、それに対し鍼治療は有効な効果をもたらすことがわかりました。

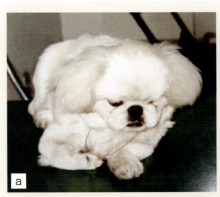
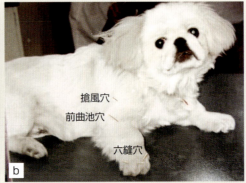

図22　橈骨神経麻痺
a：治療前。b：治療中。

### ケース3　橈骨神経麻痺

【症例】
　ペキニーズ、性別：雌、年齢：10か月齢、体重：4.5 kg（図22）

【経緯】
　前肢を自動車に引かれ、歩行不能となった。

【検査】
　亀のように横たわっている。抱え上げても右前肢は床に負重できず、肘関節以下の各関節は弛緩して力が入らない。患肢は健康な肢に比べて長く伸び、重くて動かすことが困難だった。肩甲部筋肉および前肢背側筋肉に刺鍼したが無反応だった。

【治療】
　a）患肢の搶風穴、肩外兪穴、肘兪穴、前三里穴、六縫穴へ刺鍼し、15分間置鍼。
　b）a）の刺鍼後、搶風穴にビタミン$B_1$ 20 mg、ビタミン$B_{12}$ 0.2 mgの水鍼療法（「3章　水鍼療法」参照）。
　c）複合ビタミンB錠を1日3回、1回1錠内服。
　d）飼い主に毎日5分間、搶風穴、前曲池穴、六縫穴のマッサージをしてもらう。

【効果】
　3日後の再診では明らかな変化はみられなかった。同様の治療を継続し、10日後に行った3回目の診察では、肩甲部筋肉への刺鍼に対して疼痛を示し身体をよける仕草をした。患肢はかろうじて地面に着くことができるようになったが、長くは立っていられない。遠方に住んでいるため、飼い主に患部（【治療】aの経穴）をマッサージしてもらうことにした。

【まとめ】
・橈骨神経麻痺は前肢神経麻痺の一種で、肘関節の固定不全、手根関節の屈曲が主な徴候である。
　本疾患の治療に用いる経穴は通経活絡[*14]の作用があるもの選択する。ビタミン$B_1$、$B_{12}$を補うことで神経に栄養を与え、伝導作用を強化する。

---

＊14：経絡を通じさせ、気血の流れを活発にする治法。

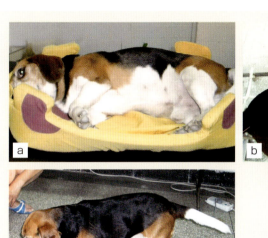
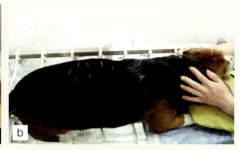

**図23 アンピシリンによる麻痺**
a：治療前。
b：治療中。
c：鍼灸治療翌日。

・橈骨神経は大円筋、前腕筋、上腕三頭筋、総指伸筋、外側指伸筋に分布する。そのために橈骨神経麻痺時には肘関節の固定不全や、沈むような感覚を発現する。腕関節以下の各関節窩が屈曲状態になり、患肢は弛緩して無力となり挙上困難になる。病因により中枢性と末梢性に分けられる。本症例は負傷によって引き起こされたので末梢性であるといえる。さらに損傷の性質と程度により、完全麻痺と不完全麻痺に分類される。治療は迅速に行う必要があり、対応が遅れると局所筋肉は急速に縮小して予後不良となる。

### ケース4　アンピシリンによる麻痺（肢体萎縮症）

【症例】
ビーグル、性別：雄、年齢：4歳、体重：14.5 kg（図23）

【経緯】
1週間前に国外より北京へきて、3日前に尿路感染症にて来院。アンピシリンを投与（1日1回0.5gを皮下注射）したところ3日後に起立不能および食欲減少を認めた。ビタミン注射液剤を投与し輸液を行ったが、効果は認められなかった。

【検査】
体温37.2℃、心拍数98回／分、呼吸15回／分。
全身の筋肉が弛緩し、四肢の筋張力は減退。頭を上げる力がなく、口を開いたり、舌を出したり尾を振ったりすることもできない。目を閉じることや眼球を動かすこと、自発的な排尿排便は可能。

【治療】通経活絡
・督脈の天門穴、大椎穴、身柱穴、脊中穴、懸枢穴、百会穴、尾根穴、前肢と後肢の六縫穴に刺鍼。
・輸液とビタミン$B_1$、ビタミン$B_{12}$の注射による治療の継続。

【効果】

鍼治療の翌日には飼い主の扶助により起立ができた。2日目に自力で1m歩けるようになり、口を開けて食事ができるようになった。3日目には10m歩行ができるようになったので退院、自宅療養とした。

【まとめ】

本症例の徴候は神経・筋接合部の伝達機能が抗菌薬によって破壊されたことで引き起こされた。四肢の痿軟無力[15]および収縮の遅延、緩縦不収[16]、身無痛処[17]、体温低下、舌が柔らかく無力であるなどの徴候から、中獣医学では肢体萎縮症と考える。痿証[18]で多虚[19]であること、発症して間もないことから、外邪はまだ経絡のなかにあって臓腑には達していないと考えられた。督脈は陽気の集まるところであり頭は陽のなかの陽であるため、督脈の各経穴に刺鍼することで振奮陽気[20]をはかる。同時に四肢の六縫穴に刺鍼した。臓腑の12の経脈は趾、指に相接していることから、指間にある六縫穴に刺鍼することで全身の経絡の流れを改善（経絡通暢）して自己治癒を促すという治療法であり、すぐに効果を発揮する。

## 2. 鎮痛効果

### （1）実験研究

①毫鍼による疼痛閾値への影響

1980年代、中獣医学の専門家である于船らが毫鍼による動物の疼痛閾値への影響を調べる試験を行いました。試験では電気刺激法とカリウムイオン浸透法を用い、疼痛測定器（図24）で動物の刺鍼前後の電流強度の耐受値、すなわち疼痛閾値を比較しました。結果は以下のとおりです。

・後三里穴に刺鍼したウサギのグループ（図25）と対照グループの疼痛閾値を比較し、刺鍼したグループで疼痛閾値の顕著な上昇を認めた（表1）。
・ウサギ15例の疼痛閾値を百会穴への刺鍼前後で計測、疼痛閾値の上昇を認めた（表2）。

②刺鍼による鎮痛のメカニズム

中国の生理学者、韓済生は1965年から刺鍼による鎮痛メカニズムの研究を行ってきました。それにより、刺鍼によって視床下部からモルヒネ様物質の分泌が促進されることが明らかとなりました。オピオイドとよばれる、エンドルフィン、エンケファリン、ダイノルフィンを含む鎮痛作用のある物質群のひとつです。

刺鍼したマウスの脳脊髄液を対照グループのマウスに注射する試験では、対照グループにもまた鎮痛効果が確認されました（図26）。韓済生は、鍼灸の鎮痛効果の謎を解いた最初の人物です。

---

＊15：四肢が萎えて力が入らない状態。
＊16：筋肉が収縮できず、力が出ないこと。
＊17：身体のどこも痛くないこと。無痛。
＊18：身体が衰弱して運動不能を起こす病症。痿躄ともいう。初期は下肢の無力が認められ、次第に四肢、筋肉が萎えて動かなくなり（麻木不仁）、皮膚が乾いて潤いがなくなる（皮膚乾枯）。邪熱が血脈を灼焼、あるいは陽明の湿熱が筋を傷つけることで筋が弛緩して戻らなくなり、肝腎が損なわれて精血が不足し筋が養われなくなったことによるものである。病因と徴候により、筋痿、脈痿、骨痿、肉痿などに分けられる。
＊19：身体すべてが虚証を表す状態。
＊20：陽気を活発にし、免疫力を高める。

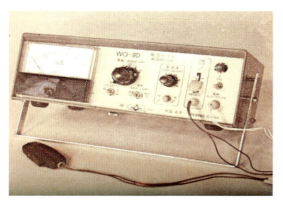

図24 疼痛測定器（1979～1989年頃使用）

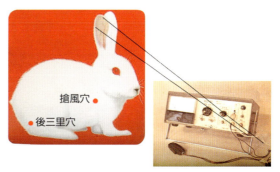

図25 後三里穴、搶風穴に対する刺鍼がウサギの疼痛閾値に与える影響を調べる実験
耳の線は疼痛測定器に接続する電極の設置部分を示す。

表1 後三里穴へ刺鍼したグループと対照グループの刺鍼前後の疼痛閾値の比較実験

| グループ | 症例数 | 実験前 疼痛閾値（mA） | 実験前 上昇率（％） | 実験後 疼痛閾値（mA） | 実験後 上昇率（％） |
|---|---|---|---|---|---|
| 後三里穴に刺鍼したグループ | 6 | 0.28 + 0.02 | 100 | 0.43 + 0.04 | 153.6 |
| 対照グループ | 6 | 0.27 + 0.02 | 100 | 0.30 + 0.03 | 111.3 |

表2 百会穴へ刺鍼したウサギ15例の計測結果

| 時間（分） | 疼痛閾値（mA） | 上昇率（％） |
|---|---|---|
| 5 | 2.7638 ± 0.3710 | 126.4 |
| 10 | 3.278 ± 0.4452 | 149.9 |
| 15 | 3.674 ± 0.4563 | 168.0 |

試験結果：試験時間15分間の平均疼痛閾値 3.238 mA、
　　　　　上昇率 148.1％
基礎疼痛閾値：2.1869 ± 0.279 mA（100％）

　動物の身体に備わる内因性鎮痛機構は、内因性オピオイドを産生することができます。鍼灸治療は刺鍼の刺激によりこの内因性鎮痛機構を活性化させることで、鎮痛効果を発揮します。
　鎮痛の理論的根拠は、獣医師がある種の手術を行う際に鍼麻酔（通称：鍼麻）を用いるための根拠となっています。

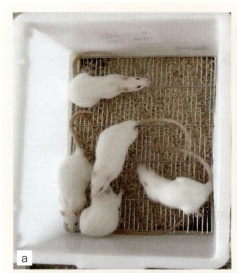 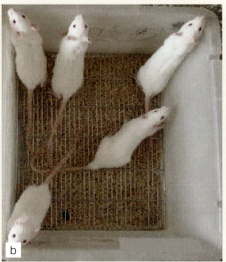

図26 刺鍼メカニズムの試験研究
対照グループのマウス（a）に刺鍼グループのマウス（b）の脳脊髄液を注射した。

## （2）症例紹介

### ケース5　加齢による骨関節炎

【症例】
　ラブラドール・レトリーバー、性別：雄、年齢：11歳、体重：40 kg（図27）

【経緯】
　症例は右股関節壊死症に苦しんでいて、3年前には患肢に膝関節十字靱帯断裂が生じた。2回とも中国国外で手術を受けたが、現在もなお歩行困難を呈しており活動性も低いため、主治医と飼い主は鍼治療を希望している。

【検査】
　症例は肥満気味で、左前肢肘関節に中程度の腫脹があり、歩行時に顕著な疼痛が認められた。右後肢に跛行がみられ素早く歩くことはできないが、そのほかの異常は認められなかった。

【治療】通経活絡止痛[*21]
a）右後肢の環跳穴、膝上穴、汗溝穴、陽陵穴、後三里穴、後踵穴および左前肢の肩井穴、肘兪穴、搶風穴、前三里穴、大椎穴、百会穴の各穴に刺鍼。進鍼5分後に捻転し、強い鍼感反応が得られたら15分間置鍼。
b）左前肢の肩井穴、肘兪穴、搶風穴、前三里穴へビタミン$B_{12}$を0.1 mg注射。
　　a）とb）を毎週1回行う。
c）背部に1日10分、提拿マッサージを行う。

---

*21：経絡の通りをよくして活性化をはかり、痛みを止める治法。

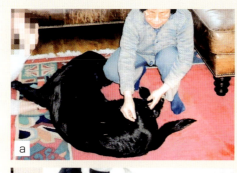
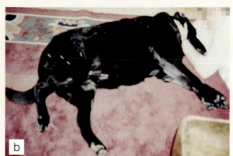
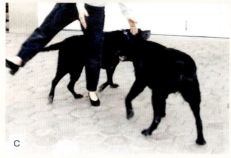

図27　加齢による骨関節炎
a：術後の鍼灸治療中。
b：音楽のメロディに合わせた鍼灸治療中。
c：回復後。飼い主と一緒にたわむれている。

【効果】
　4回目の治療後に疼痛の顕著な減少が認められたため、治療を半月に1回に変更した。治療開始半年後には徴候は安定し、屋外でゆっくりと、ときには速く走ることができるようになった。
【まとめ】
　症例は主に膝関節の疼痛を示していた。中医学ではこの表象*22について「すべての関節の疼痛はみな、腎に属す」という説がある。腎は骨を主り髄を生む。症例は高齢のため、腎脈が空虚となり髄を養うことができずに関節の疼痛が現れた。患肢に対症選穴*23し、経絡気血通暢*24をはかった結果、疼痛は漸減し徴候も安定した。

**ケース6**　加齢による四肢の疼痛症
【症例】
　ジャーマン・シェパード・ドッグ、性別：雄、年齢：14歳（図28）
【経緯】
　歩行困難で立ち上がるのも難しい。食欲、排尿排便はともに正常。
【検査】
　削痩。歩行時に肢体不自由がみられる。とくに後肢は重症であり、横になったあとは何度も鳴き叫んで立ち上がる。触診では腰背部、四肢の筋力の低下がみられ、被毛、皮膚には潤いがない。

---

＊22：表に現れる徴候。
＊23：痛みがある場合、痛む場所を経穴として捉え、そこに施術すること。
＊24：経絡気血をつかえないようにすらすら通じさせること。

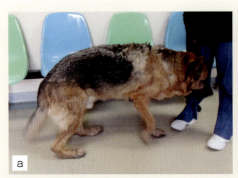
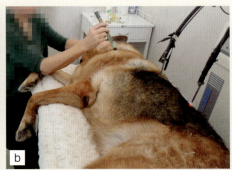

図28　加齢による四肢の疼痛症
a：治療前。b：治療中。

【治療】通経活絡止痛
a）督脈と前肢、後肢の主要経穴を選択。 ケース5 【治療】a）と同様に刺鍼。
b）膀胱経の肝兪穴、腎兪穴に刺鍼。

【効果】
　鍼治療を行うごとに疼痛は減少。遠方ということと飼い主の健康状態が悪いことから、治療は家でのマッサージをメインに切り替えた。

【まとめ】
　この症例は四肢の歩行痛が主な徴候であった。『黄帝内経』では"肢節痛"とよばれ、痺証[*25]に属す。痺証は"筋痺"、"肌痺"、"骨痺"、"皮痺"などに分けることができる。本症例は高齢により気血虧虚[*26]になって経脈が温まらず湿らなくなり、皮膚、肌肉に皺ができていた。肝は筋を主り、腎は骨を主るが、症例は肝腎虧虚[*27]、筋骨失養[*28]となったために筋骨拘急疼痛[*29]を表していた。これは高齢になり体力が衰えたためである。治療は疼痛緩和を目的に行った。

### （3）椎間板ヘルニア（IVDD）の疼痛に対する鍼治療
　臨床現場でよくみられるIVDDは、国際的にⅠ型とⅡ型に分類されています。Ⅰ型IVDDは軟骨発育不全、あるいは発育異常の犬に多くみられます。線維輪が壊れやすく、髄核が髄腔内に進入するものです。Ⅱ型IVDDは加齢を原因とするものが多く、椎間板線維の変性、椎間板不完全断裂の犬でみられます。Ⅰ型、Ⅱ型ともに椎間板

---

＊25："痺"は寒があって通じないという意味。痺証は風・寒・湿・熱などの邪気が身体の肌表・経絡・関節などを侵して気血の運行がスムーズに行われないために、痺れ、痛み、だるさ、運動不耐、腫脹などの徴候を呈すものをさす。
＊26：肝血不足。またそれにより起こる病症のこと。
＊27：肝腎の精血不足により起こる病症。肝は筋を主り血を蔵し、腎は骨を主り精を蔵している。慢性疾患などにより肝腎の陰血を消耗したり、節度のない性生活で腎精を消耗することなどにより肝腎の精血が虚損すると、筋骨や経脈が営養されずに腰膝冷痛、下肢屈伸不利、痺れなどを呈す。
＊28：加齢、久病（慢性疾患）、房事過多などによる腎虚のために腎が精を化生、貯蔵することができず、精血不足となり筋骨を滋養できなくなること。"不栄即痛（栄ならざればすなわち痛む）"のとおり、営養の届かないところは痛むようになる。疼痛はとくに腰、下肢、膝に顕著に現れる。
＊29：四肢、両脇、小腹部に現れる病証で、ひきつり痙攣して痛むために屈伸することができない状態。

毫鍼療法

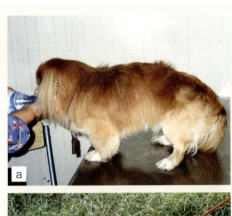
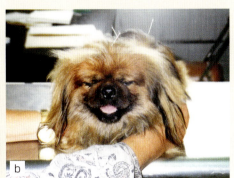
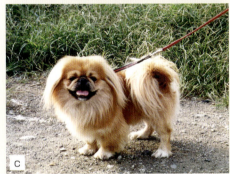

図29　腰部椎間板ヘルニア
a：治療前。弓のように曲げがった腰と、尾を下げて両腿に挟む様子が認められる。
b：治療中（眠っている）。
c：回復後。

物質が髄腔内に進入するか否かにかかわらず、髄核の圧迫の程度により疼痛が生じます。この2つの型のIVDDに鍼治療を行ったところ、痛みに対して一定の効果を示すことがわかりました。

①腰部椎間板ヘルニア（図29）
　一般的に症例は腰を弓のように曲げ、尾を下げて内腿のあいだに挟む様子をみせます。患部は敏感なため痛点には刺鍼せず、先に天門穴、後六縫穴などに刺鍼すると比較的おとなしくなります。治療効果がもっともよく出ているときは眠ったり、眠そうな様子をみせたりします。

②頸部椎間板ヘルニア（図30）
　症例は頭を下げて歩行するようになり、頸部の筋肉が硬くなり、拒按[*30]を呈します。ときには身体を前肢で支えることができなくなることもあります。天門穴、風池穴、大椎穴、前六縫穴などに鍼治療を行うことで疼痛を改善することができます。
　"不通則痛"[*31]とは、痛みの原因に関する中医学での一般的な概念です。鍼治療を通じて経絡内の気血の滞りを改善することで、器官・組織の緊張、拘緊状態[*32]を緩和することができます。これが"通則不痛"[*33]です。曲黎

---

*30：触られるのを嫌がること。
*31：通じなければ痛む、ということ。
*32：筋、骨、関節などが過緊張状態であり、徴候の進行により関節の可動域が制限されて拘縮を引き起こすこと。
*33：通じれば痛まない、ということ。

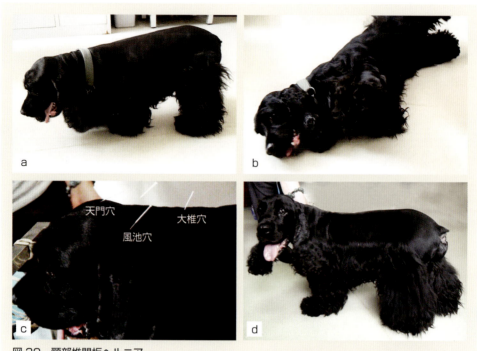

図30 頸部椎間板ヘルニア
a：治療前。頸部椎間板ヘルニアにより頭を下げて頸部を縮こまらせている。b：右前肢の負重不全。
c：鍼灸治療中。d：疼痛が軽減した。

敏は鍼灸の効果について、「単に物理学的に干渉するだけでなく、神経機能、血液の微小循環、リンパ系統などを改善するものである」と述べています。

前述のように動物実験および臨床例での治療結果から、鍼治療が生体の疼痛閾値を上昇させることができるとわかっています。ただし、疼痛への許容力は品種や年齢、個体差によっても異なります。

## まとめ

鍼治療は血液中の白血球を増加し、白血球の細菌貪食作用を増強させ、疾患の治癒を加速することもできます。これは閻潤茗らの実験によって証明されました。実験ではウサギの眼瞼に人工的な創傷を作り、12時間後、傷口が明らかに腫脹したところで大椎穴に刺鍼しました。すると24時間後に炎症の退縮がはじまり、32〜48時間で炎症は基本的に消失しました。対照グループにおいては3〜4日後も依然として炎症が明らかに認められました。

現代の研究ではまた、経穴への刺鍼時、鍼の周囲に多数の免疫細胞が集まることもわかっています。これは鍼治療が身体の免疫に与える影響を示唆しており、鍼治療の免疫への関与が明らかとなりました。

つまり、鍼治療は多くの場合、病気やその徴候だけでなく身体機能の調整と改善ももたらすのです。これらは脳神経支配下の多くの系統が関わり完成するものと考えられていますが、現在も世界中の医学者が絶えず刺鍼のメカニズムを研究しているにもかかわらず、その作用は解明されている範疇をはるかに超えています。

# 3　水鍼療法

## 概論

　水鍼療法とは、鍼治療と薬物治療を組み合わせた治療法です（図1）。経絡上の経穴に適量の薬物を注射して各種疾患を治療するもので、鍼治療による物理的刺激に加えて、薬物による薬理作用も得られるという利点があります。2つの作用が協調することによって身体機能を調整、病的状態を改善し、疾患を治療することができます。

　経穴（ツボ）に対し、主に注射液製剤を用いるため"ツボ注射療法"とよぶ人もいます。臨床上ではビタミン、抗菌薬、局所麻酔薬、グルココルチコイドのほか、いくつかの中薬製剤[*1]が常用されており、さまざまな病症に応じて1～2種類を配合して使用します。使用する薬は少量ですみ、しかも速効性があります。各経穴への投与量は、筋肉注射または皮下注射に用いる場合の1/20～1/5とはるかに少ない量ですが、複数の経穴に注射する場合、総用量が処方された投与量を超えないようにしましょう。

　本法では鍼と薬物の相乗効果により"経穴の治療効果"の向上が認められます。周愛玲らの研究では、経穴への注射は特定の経穴に対し特異性を有すこと、経穴への注射は非経絡や非経穴への注射よりも明確な薬効があることが証明されています。

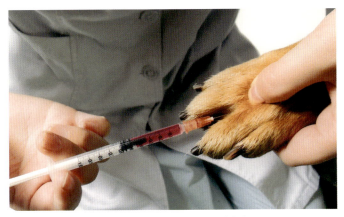

図1　足先端の神経が麻痺した犬に対する水鍼療法
六縫穴へ注射している。

---

[*1]：中医学で常用される中薬。中医学の理論に基づいて作られた代表的処方（長い歴史のなかで効果が実証され、伝承してきた処方）。錠剤、丸薬、顆粒、シロップなど飲みやすい形に調合したものをとくに中成薬製剤という。

## 注射部位・操作方法・注意事項

治療方針に応じて、適切な注射部位を選択する必要があります。

- ・水鍼の際は毫鍼の進鍼方法を用いる（「2章　毫鍼療法」参照）。
- ・犬や猫は痛みに敏感なので、水鍼は痛点の傍の組織に行わなくてはならない（痛点を外して注射する）。
- ・有害反応を引き起こすことがあるため、使用する薬剤の濃度・pH値・用量、アレルギーの有無、使用する経穴の正確性、注射に用いる鍼の形状などを考慮する。

## 臨床現場で一般的に使用される薬剤

①ビタミンB$_1$注射液

人工合成チアミン塩酸塩は正常な糖代謝を促進し、神経伝導を維持する。心臓と消化管の正常な機能を保つために必要な物質である。神経炎と消化不良の補助治療に用いる。

②ビタミンB$_{12}$注射液

コバルト含有化合物のひとつで、動物の生長発育の促進、造血機能の増強、上皮細胞の増殖および神経髄鞘の維持のために必要な物質である。よくビタミンB$_1$と配合して神経炎、貧血、消化不良などに用いる。

③複合ビタミンB注射液

ビタミンB$_1$、ビタミンB$_{12}$、ビタミンB$_6$、ニコチン酸アミド、パントテン酸ナトリウムを含む。多発性神経炎、消化不良などに用いる。

④中薬製剤

中医学で常用される中薬のこと。たとえば当帰の抽出物には興奮を鎮める、疏通経絡する、臓腑機能を調整するなどの作用がある。また、鍼感を増強してその持続時間を長くすることができる。

⑤局所麻酔薬

患部神経から中枢への不良な神経伝導をブロックすることができる。痛みを排除すること、局所の血管を拡張し血液循環を改善することに役立つ。炎症や潰瘍などに対して用いる。

⑥デキサメサゾン注射液

副腎皮質ホルモン剤。動物の身体の外部環境刺激に対する感度を低下させることができ、抗炎症、抗ウイルス、抗ショックなどの作用を有している。一般的には抗菌薬と併用して各種炎症の治療に用いる。

⑦アンピシリン

もっとも常用される抗菌薬で、捻挫、創傷、組織炎症、潰瘍などの治療に用いる。

水鍼療法は徴候に応じて注射日を調整することができ、投与量も経穴の解剖学的特性に基づいて増減することができます。

水鍼療法

## 症例紹介

ケース1　会陰神経麻痺を疑う犬

【症例】

　ポメラニアン、性別：雌、年齢：12歳、体重：3.5 kg（図2）

【経緯】

　2週間前に自動車との交通事故によって坐骨先端部を骨折。骨折部はすでに治癒しているが、いまだ排尿困難を認める。

【検査】

　体調は良好。しかし、尿意があって毎回排尿姿勢をとるにもかかわらず尿が出ないため、人が膀胱を圧迫し排尿を介助する必要がある。

【治療】

・臀部両側に複合ビタミンB注射液を水鍼療法として皮下注射（1日2回、各側0.2 mL）。

・メチルコバラミンを毎日0.1 mg内服。

【効果】

　10日後に少量の排尿ができるようになり、徐々に正常まで回復した。

【まとめ】

　症例は強健で気血の運行がスムーズであったため、薬液が拡散しやすかった。そのため、非経穴への水鍼を採用した。臀部への皮下注射は神経の損傷を防ぐとともに、水鍼の治療効果をより向上させることができる。


ケース2　眼圧低下

　台湾の李衛民による報告。複合ビタミンB注射液による水鍼を眼圧低下がみられる犬2例に使用したところ、治療効果が認められた。

【症例】

　犬A、年齢：13歳、体重：13 kg

　犬B、年齢：12歳、体重：12.6 kg

【検査】

　治療前の眼圧は犬Aが6 mmHg、犬Bが8 mmHg

【治療】

　2週間に1回、以下の経穴に複合ビタミンBを各0.1 mL注射した。

　経穴：晴明穴、攢竹穴、絲竹空穴、承泣穴、四白穴、肝兪穴、大衝穴（図3）。

【効果】

　治療が進むにつれ眼圧は次第に増加し、正常まで回復した。10か月後の眼圧は犬Aが14 mmHgと11 mmHg、犬Bが20 mmHgと23 mmHgと、ともに顕著に改善した。

61

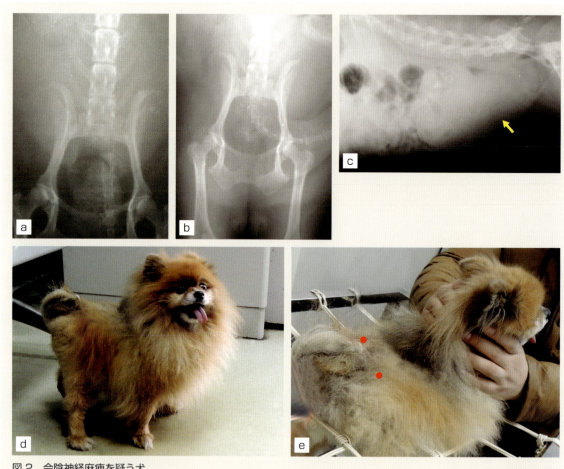

**図2 会陰神経麻痺を疑う犬**
a：坐骨骨折の治療前のX線画像。
b：骨折回復後のX線画像。
c：尿が貯留した膀胱（矢印）のX線画像。
d、e：治療中。赤丸は水鍼の注射部位を示す。

【まとめ】
　刺鍼した経穴のなかで、眼部以外の経穴は肝兪穴と太衝穴である。肝兪穴は肝の背部にある兪穴で、肝は目に開竅（肝開竅目）*2する。太衝穴は厥陰肝経*3の後肢（趾）末端にある経穴である。これは遠近配穴*4による選穴で、眼疾患の治療効果の向上が期待できる。

---

*2：中医学で考えられている肝の生理作用のひとつ。『素問・陰陽応象大論篇』では、肝は目に開竅（開孔）することから、肝は目を主ると考えられている。このため肝の盛衰、異常は目に現れるとしている。たとえば肝と表裏関係にある胆の異常によって黄疸になった場合、目が黄色くなることなどが挙げられる。
*3：十二経絡のひとつ。
*4：患部から遠い場所の経穴と、近い場所の経穴を組み合わせること。

水鍼療法

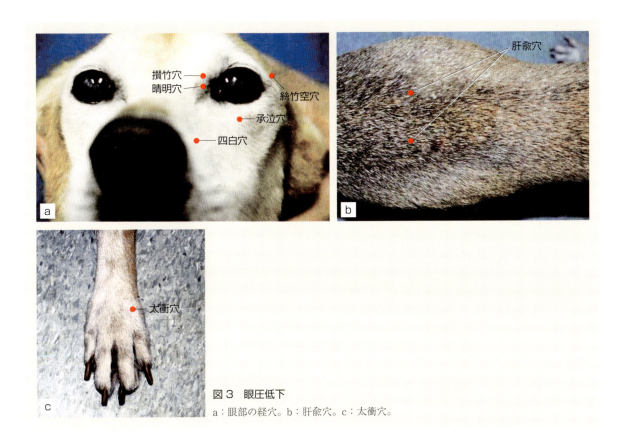

図3　眼圧低下
a：眼部の経穴。b：肝兪穴。c：太衝穴。

## まとめ

ケース2 から、我々は眼疾患治療を行ううえでの新しい発想とアイデアを得ることができました。

注射液製剤は今後も次々と新商品が発売されると思われます。これらを絶えず臨床上で実践することで、より治療効果が高いものを水鍼療法に応用していけるでしょう。

さらに必要に応じて鍼、灸、マッサージの3者からいずれかあるいは複数を選択し水鍼療法と組み合わせることで、より大きな効果を発揮できるものと思います。

# 4　He-Ne レーザー療法

## 概論

　臨床現場で一般的に用いられるレーザー治療器には二酸化炭素（$CO_2$）レーザー治療器、半導体レーザー治療器、ヘリウムネオン（He-Ne）レーザー治療器（図1）などがあります。本章では主にHe-Neレーザー治療器と、これを利用した犬と猫に対する治療について紹介します。

　He-Neレーザー治療法とは、伝統的な鍼灸に代わってHe-Neレーザーにより経穴に刺激を与えて治療する方法です。1996年、ハンガリーのMesterがHe-Neレーザーの生物に対する刺激作用について報告しました。レーザービームは生体にあたかも1本の鍼のように刺入することからレーザー鍼 laser acupuncture とよばれ、これを使った治療方法はレーザー鍼療法ともよばれます。

　レーザーはもともと英語の light amplification by stimulated emission of radiation の略称で、中国では1964年に科学者の銭学森が"激光"と名付けました（図2）。

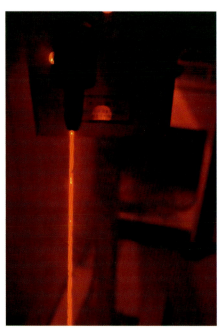

図1　He-Neレーザー鍼

64

# He-Neレーザー療法

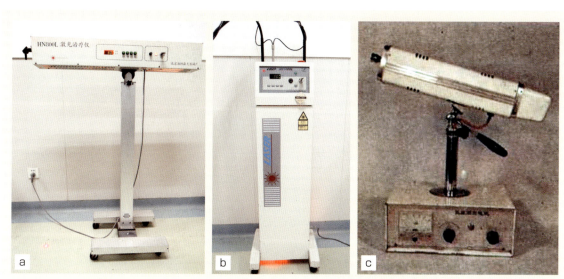

図2 レーザー治療器
a：20 mW レーザー治療器。b：30 mW レーザー治療器。c：6 mW レーザー治療器（1979年）。

表　He-Ne レーザー

赤色の可視光線
・波長：632.8 nm
・パワー：20〜30 mW

　He-Neレーザーの光は低出力です。近年この分野の研究では、波長が600〜1,300 nmのレーザーは組織のより深部に侵襲するとされています。臨床上で使用される波長は632.8 nmであり、治療に適切な数値といえます（表）。
　He-NeレーザーはHe-Neイオンが真空管内で高い圧電励起を受けて高エネルギー状態に達し、その後、低エネルギー状態に戻ってエネルギーを放出することで治療効果を発揮します。

## 鎮痛効果

### 1. 実験研究

　中国農業大学動物医学院の中獣医研究グループは「疼痛閾値に対する鍼治療の影響」について研究を行い、その後さらに8年間（1979〜1987年）「レーザー鍼の疼痛閾値に対する影響とそのメカニズム」を研究するなど、新しい領域について相次いで研究を行いました。

### （1）さまざまな動物に対するレーザーの疼痛閾値への影響

　2 mW、6 mW、20 mWのパワーのレーザーを用い、異なる科、属の動物合計720例に対し、それぞれ搶風穴、

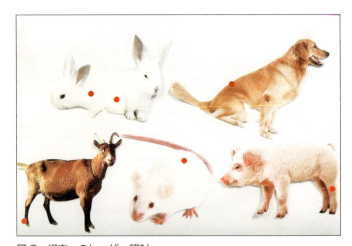

図3 経穴へのレーザー照射
経穴にレーザー照射したところ疼痛閾値が上昇した。赤丸は照射部位を示す。

百会穴、後三里穴、寸子穴などの経穴に照射しました（図3）。実験の結果、いずれも疼痛閾値が顕著に上昇しました。

> **レーザー照射後の疼痛閾値の変化**
> 犬の百会穴へのレーザー照射後：閾値が138%上昇
> ウサギの後三里穴へのレーザー照射後：178.6%上昇
> ウサギの搶風穴へのレーザー照射後：169.5%上昇
> 豚の後三里穴へのレーザー照射後：178.4%上昇
> 羊の寸子穴へのレーザー照射後：177.4%上昇
> ラットの百会穴へのレーザー照射後：160.9%上昇

### （2）レーザー照射と刺鍼を併用した疼痛閾値への影響試験

祝建新は2～3か月齢、体重1.5～2.7 kgのチンチラウサギをランダムに4つのグループ（①後三里穴に注射鍼を刺入したグループ、②百会穴に伝統的鍼を刺鍼したグループ、③後三里穴にレーザー鍼を刺入したグループ、④後三里穴にレーザー鍼、百会穴に伝統的鍼を刺入したグループ）に分け、疼痛閾値への影響を調べました。その結果、レーザー鍼と伝統的鍼の組み合わせはウサギの鎮痛作用を向上させ、それぞれ単独で使用するよりも効果が優れていました。これは両者の相乗効果によるものとみられます（図4）。

### （3）疼痛閾値のメカニズムに対する研究

実験では、動物の疼痛閾値の上昇と、エンドルフィン、セロトニンやアセチルコリン（コリン作動性ニューロンから放出される神経伝達物質）には関連性があり、この3者が鎮痛作用に対する相乗効果を持っている可能性があることがわかりました。経穴をレーザー照射した研究ではさらに、$L$-トリプトファン、$D$-ベンゼンアンモニア、アセチルコリン、インスリンが動物の疼痛閾値を上昇させる大きな作用を有すことを証明しています。

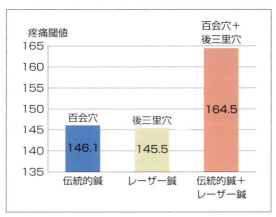

図4　試験結果
青は②百会穴に伝統的鍼を刺鍼したグループ、黄土色は③後三里穴にレーザー鍼を刺入したグループ、赤は④後三里穴にレーザー鍼、百会穴に伝統的鍼を刺入したグループ。（①後三里穴に注射鍼を刺入したグループはデータなし）。

### (4) その他の要素の疼痛閾値への影響

マウスの実験では、レーザー照射による疼痛閾値の上昇に基づいてモルヒネ遮断薬を注射したところ、注射後も明らかな鎮痛効果が認められました。

### (5) 血流速度への影響

丁愛華らは実験でHe-Neレーザーを微小循環障害のモデル動物の経穴に照射したところ、血流速度が著しく加速したことを報告しています。

## 2. 症例紹介

レーザー照射には物理的な侵襲性がありません。犬や猫の疼痛部位に対して無痛で治療を行うことができるため、中医学の"以痛為輸"[*1]という治療の難しさを解決してくれます。とくに高齢、幼齢な症例や虚弱、興奮しやすい犬や猫に対する経穴へのレーザー照射は、安全で満足いく結果を期待できる治療法です。

### ケース1　肛門腫瘤

【症例】
マルチーズ、性別：雄、年齢：10歳（図5）

【経緯】
肛門腫瘤が発見され、すでに数か月が経過している。排便に影響があり、手術の必要があると認められた。手術に必要な条件を検査でチェックして外科的手術を実施したところ、術後に疼痛がみられた。1日中不安そうな様子で落ち着きがなく、とくに排便時の痛みに苦しんでいた。

---

*1：痛いところを治療点（経穴）としてよい、という考え。

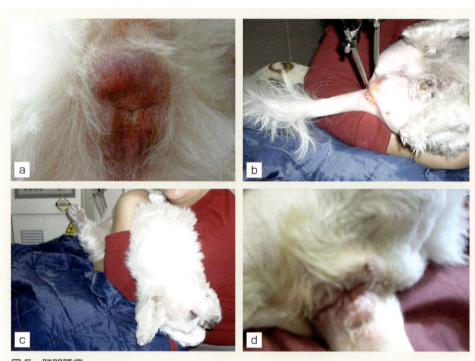

図5 肛門腫瘤
a：術前。b：傷口へのレーザー照射。c：レーザー照射5分後に熟睡。d：10日後。傷口が癒合した。

【治療および効果】
　レーザーを傷口に照射したあと、症例は熟睡できるようになった。10日後に傷口が癒合したため抜糸した。

### ケース2　大腿四頭筋損傷

【症例】
　シベリアン・ハスキー、性別：雄、年齢：4歳（図6）

【経緯および検査】
　外力が原因で、右後肢に跛行が認められた。肢の甲で着地しており、散歩のときには前方に短いステップを踏むように歩く。触診では大腿四頭筋が痛みに敏感に反応し、血液検査ではクレアチンキナーゼが上昇していた。腓骨神経麻痺による大腿四頭筋損傷と診断した。

【治療および効果】
　大腿四頭筋の疼痛部位にレーザーを照射し、補助的に鍼灸および薬物治療を行った。16日後にはほぼ治癒した。

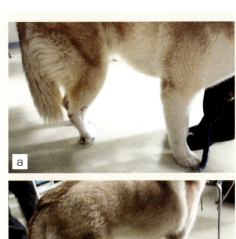
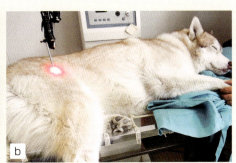
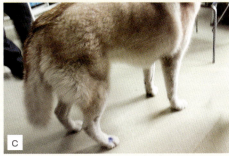

図6　大腿四頭筋損傷
a：後肢は甲で着地している。
b：大腿四頭筋へのレーザー照射。
c：回復後。

### ケース3　腰部捻挫

【症例】
　チベタン・マスティフ、性別：雄、年齢：40日齢（図7）

【経緯】
　症例は活発で活動的である。生後1か月のときに別の産室に行き、哺乳中であった別のチベタン・マスティフの母犬の乳汁を飲んだ。母犬は自分の子どもでないことに気づき、症例の腰の部分を咥えて放り投げた。症例はその後10日以上にわたり乳汁をわずかしか飲めなくなり、尿がしたたり、痩せ、歩くことができなくなった。

【検査および治療】
　立ち上がると両後肢が交差する。腰部の触診でうなり声を上げた。
　X線検査では骨折は認められず、患部にレーザー照射を行った。併せて消炎薬および神経栄養剤を投与した。

【効果】
　1週間後に起立歩行できるようになった。

### ケース4　頸部（Ⅱ型）椎間板ヘルニア

【症例】
　フレンチ・ブルドッグ、性別：雄、年齢：3歳半（図8）

【経緯および検査】
　肉が好きで、普段は肉を主食としている。性格は頑固で好戦的。
　頸を縮めており、触診では頸の筋肉の硬縮および発熱が認められた。ときおり叫び声を上げる。右前肢は橈骨神経麻痺に似た徴候を呈しており、まったく歩くことができない。X線検査では第4～第5頸椎の狭窄、第5～第6頸椎の過形成が認められた（図8b）。

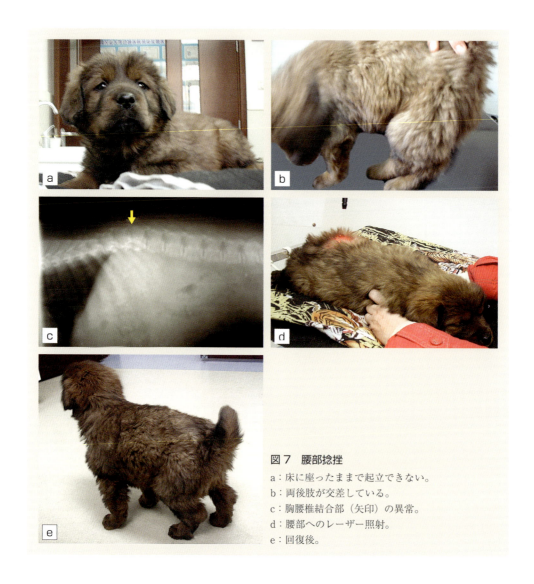

図7 腰部捻挫
a：床に座ったままで起立できない。
b：両後肢が交差している。
c：胸腰椎結合部（矢印）の異常。
d：腰部へのレーザー照射。
e：回復後。

【治療】
　初診：内科的治療として消炎鎮痛薬を投与。
　再診：疼痛は軽減した。頸部筋肉はやや柔らかく力が入らない状態。右前肢は依然として負重ができないため、以下の治療を行った。
・疼痛部へのレーザー照射（図9）
・天門穴、風府穴、大椎穴、搶風穴、前三里穴、前六縫穴への刺鍼（図9）
・メチルコバラミンの内服（1日1回0.5 mg）

【効果】
　15日間の治療により右前肢はいくらか負担が軽減し、1〜2歩ゆっくりと歩くことができるようになった。治療を週1回に変更し、刺鍼した経穴を毎日マッサージするよう飼い主にアドバイスをした結果、21日目にはゆっくり走ることができるようになり、次第に回復した（図10）。また、食事を改善するようアドバイスをした。

70

He-Ne レーザー療法

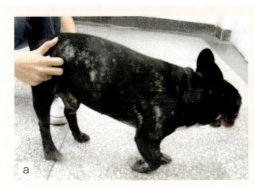
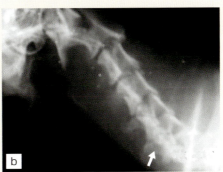

図8 頸部椎間板ヘルニア
a：治療前。b：X 線画像。矢印は狭窄を示す。

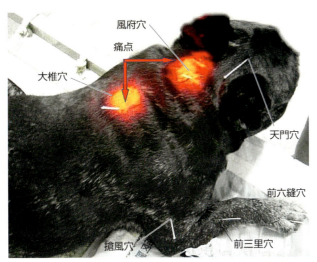

図9 疼痛部へのレーザー照射および経穴への刺鍼

【まとめ】
　フレンチ・ブルドッグは骨格・筋肉の遺伝性疾患であるⅡ型椎間板ヘルニア（IVDD）の好発品種で、椎間板変性、頸椎骨過形成、靭帯および関節包の変性や肥厚といった病変による刺激、または頸部神経の圧迫が脊髄あるいは周囲軟部組織などに複合性局所疼痛症候群を引き起こす。これを古代の文献では痺証、眩暈、頸項痛などの病症と関係があると説明している。
　この疾患は、経絡阻滞や気血の運行不暢などのさまざまな原因により引き起こされる。

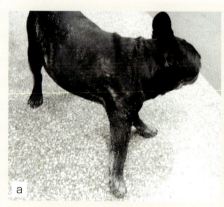 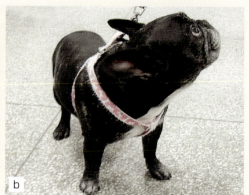

図10　頸部椎間板ヘルニアの治療後
a、b：徴候が好転、正常に回復し歩けるようになった。

IVDDで刺鍼する経穴を以下にまとめる。

> 風府穴：督脈が脳へ入るところにある経穴。
> 大椎穴：督脈上にある経穴。
> 　"経脈の通過するところは、その経脈の主治である"*2 という原則により、督脈上にある風府穴、大椎穴を用いて行気活血*3する。
> 六縫穴：指のあいだの関節部にある経穴。遠位取穴として刺鍼し、療通止痺*4をはかる。

これらの経穴に対して刺鍼とレーザー照射を合わせることで経絡を通暢させ、気血を調和し（経絡気血通暢）疾患を取り除く。

　レーザー照射と刺鍼を組み合わせることで頸部椎間板ヘルニアに対し一定の治療効果が認められる。頸椎の退行性変化の過程のうち頸椎不安定期と骨棘刺激期に対しては西洋医学と組み合わせた総合的な治療を行う。西洋医学の診断に基づいて中医弁証施治*5を行うことは、治療レベルを高めるうえで非常に有意義である。

### ケース5　腰部椎間板ヘルニア

陳書琳は2年にわたり、IVDDグレード3、4に相当する犬57例の診断および治療を行った。内訳を以下に示す。

> ・レーザー照射＋刺鍼グループ　29例
> ・刺鍼グループ　28例

---

＊2：ある経脈の異常に対して、その経脈に属する経穴が主治作用を持っていることをいう。たとえば肺経は関係する臓腑が肺であることやその循行経路から、呼吸器系の病症を発症することが多い。肺経上にある経穴は、それらの病症に対する主治作用を持っている。
＊3：気の巡りを改善し、血を活発にする治法。
＊4：気血の滞りを改善して、痛みや痺れを止める治法。
＊5：弁証論治と同じ意味（「1章　中獣医学の基礎理論」参照）。

# He-Ne レーザー療法

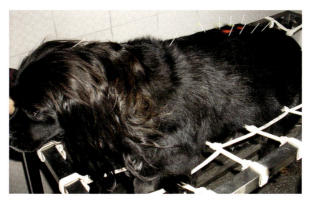

図11 レーザー照射＋刺鍼グループの症例

【治療】
　どちらのグループも任意に選穴した督脈上の経穴、胸腰部の夾脊穴、天門穴、大椎穴、後踵穴、六縫穴などに刺鍼する。レーザー照射＋刺鍼グループはこれに腰部2か所へのレーザー照射を加えて治療を行った。
　尿貯留が認められる症例の場合には腎兪穴、膀胱兪穴などを加える（図11）。

【効果】
　レーザー照射および刺鍼により後肢の深部痛覚、排尿障害などのIVDD徴候が回復し、自立歩行ができるようになった。治療前後のスコアを比較すると、レーザー照射＋刺鍼グループの治療有効率は87.5％、刺鍼グループは80％であった。2つのグループの数値に有意差はなく、どちらも有効な治療結果がみられた。
　実験途中から重症症例（IVDDグレード5）も統計に加えられた。レーザー照射＋刺鍼グループの有効率は82.76％で、刺鍼グループでは60.71％であった。この実験では、グレード5の場合、刺鍼のみよりもレーザー照射＋刺鍼での治療のほうが治療効果が高いことを示唆している。

【まとめ】
　夾脊穴はちょうど督脈と膀胱経という2つの経脈の経気[*6]が重なる部位にあり、この二経を通じさせて統合する作用がある。督脈にレーザーを照射し夾脊穴に刺鍼を行うことでこの2つが相乗効果を発揮し、無菌性炎症と浮腫を取り除くことができる。腰部および後肢の疼痛点にレーザー照射することで経絡通暢、疼痛緩和の作用が働き、相乗効果で肢体の機能が活発になる。
　夾脊穴は解剖学的にはすべて椎骨下方の突起部に位置しており、そこには脊髄神経が分布している。腰の夾脊穴へ刺鍼をすることは、西洋医学での解剖学的な神経節の考えかたと鍼灸の理論が共通の構造を有していることを具体的に示している。
　天門穴、大椎穴、後踵穴、六縫穴などの遠近配穴治療は、実際に疼痛などが発生している部位（局所）と、そこに関連している遠位の経穴など身体全体の経脈の関係に注意することによって、有効な治療効果が得られる。
　腰部椎間板ヘルニアによって引き起こされる尿の貯留には腎兪穴、膀胱兪穴を優先的に選穴し刺鍼を行う。闇潤茗らはウサギ110例での実験を通じて、膀胱兪穴に刺鍼することで膀胱の収縮、内圧の増加を引き起こすことができると証明した。腎兪穴への刺鍼では膀胱拡張と内圧の低下を引き起こし、これにより排尿が正常化する。

---

＊6：経脈のなか運行する気。脈気ともいう。先天の精気と後天の精気が結合した営養物質で、全身を運行し散布する。精気そのもの（身体の生命機能）と、精気が経脈を流れること（運動機能）の両方を意味する。

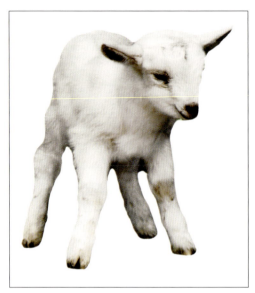
図 12　実験の子羊

## 防御効果と胃腸機能への影響

### 1. 実験研究

　レーザーが動物の身体の防御機能を誘起する効果を持つことは多くの学者が指摘しています。レーザーは動物の細胞性免疫機能を向上させるだけでなく、体液性免疫機能をも向上させることができます。

　中国農業大学中獣医研究グループが内モンゴル牧区で行った調査を紹介します。下痢を呈す子羊1,822例（図12）の病原菌を分離したところ、3種のO抗原群の病原性大腸菌（$O_{20}$、$O_{100}$、$O_{147}$）が主な感染源であると同定されました。この子羊に対し後海穴へのレーザー照射を行ったところ、治療の有効率は80％でした。あわせてワクチンを接種していた子羊および未発病の子羊に、自然発症予防のためレーザーを照射して抗体価を測定したところ、経穴にレーザーを照射したグループはしなかったグループよりも抗体価が高くなったことがわかりました。

　レーザーは胃腸の運動を調節し、消化を促進する作用を有します。前述の下痢を呈す羊の後海穴にHe-Neレーザーを照射すると、第一胃の蠕動運動を増加させ痙攣性蠕動を改善することができました。正常な羊の第一胃の蠕動運動への影響は明らかではありませんが、唾液の分泌増加が認められています。

　ウサギの脾兪穴に$CO_2$レーザーを照射する実験では、迷走神経背側支の電位が顕著に増加し、腸の蠕動運動の速さと動きの亢進が認められました。

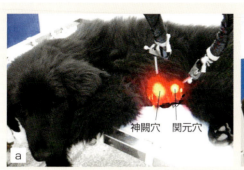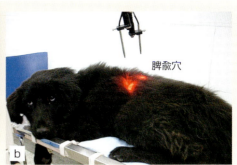

図13 経穴へのレーザー照射
a：神闕穴、関元穴へのレーザー照射。
b：脾兪穴へのレーザー照射。

## 2. 症例紹介

犬と猫へのレーザー照射では、眼部以外どこも禁穴*7 はありません。鍼灸治療が困難な経穴、たとえば皮膚の薄い腹部への治療などにより適しています。

### ケース1　パルボウイルス感染症の回復期

【症例】
チベタン・マスティフ、性別：雌、年齢：3か月齢（図13）

【経緯】
症例はチベットに住んでいてワクチン接種をしていなかったため、パルボウイルス感染症に罹患した。診断後5日間の治療を受け、各検査項目は正常に回復した。しかし10日経っても依然水も飲まず、食欲もない状態が続き、投薬を一切拒絶。輸液にさえも抵抗したので、医師はなすすべもなかった。

【検査】
体温38.2℃、精神状態は良好。血液検査の各項目はどれも正常値で、バイタルサインも良好。
症例の生命力および病気への耐性は驚くべきものであった。

【効果】
中脘穴、神闕穴、関元穴へのレーザー照射（図13a）を行った（1日1回、60分間、2日間連続）。3日目に水を飲み排尿したため、脾兪穴（両側）へのレーザー照射（図13b）を行った（60分間）。4日目に食欲が出はじめ、生の牛肉を食べたがった。

---

*7：鍼灸などの施術が禁じられている経穴。禁鍼穴、禁刺、刺禁ともいう。経穴には身体の急所にあたる部位や施術によって重大な悪影響をおよぼす恐れがある部位もある。鍼を禁じている部位として、妊娠動物の腹部、生後間もない動物の泉門部、重要な臓器のある部位への深刺し、皮膚潰瘍部、眼球、陰部などが挙げられる。灸を禁じている部位（顔面部など）は禁灸穴という。

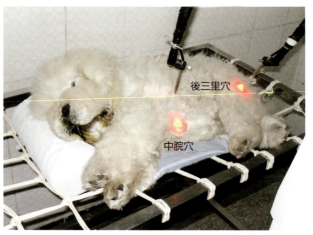

図14 急性胃腸症の症例に対する中脘穴、後三里穴へのレーザー照射

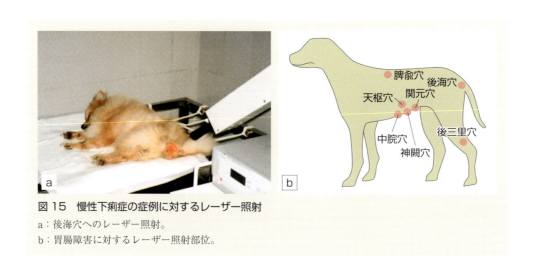

図15 慢性下痢症の症例に対するレーザー照射
a：後海穴へのレーザー照射。
b：胃腸障害に対するレーザー照射部位。

## 3. その他の症例および実験

　急性胃腸炎（図14）、慢性下痢症（図15）などの症例に対して中脘穴、天枢穴、後海穴などへレーザー照射を行ったところ、いずれも良好な治療効果が認められました。

　また、任明姫らがマウスの神闕穴に10日間 He-Ne レーザーを照射する実験を行ったところ、マウスの腹腔内のマクロファージによる *Canidia albicans* の貪食率および貪食指数などがすべて向上し、同時に腹腔内のマクロファージの超微細構造の活性化が認められました。

He-Ne レーザー療法

## 神経伝導の調整作用

レーザーは神経伝導に対して良性の調整作用を有することが、以下の臨床例によって明らかになりました。

## 1. 症例紹介

ケース1 多発性神経炎を疑う猫

【症例】

アメリカン・ショートヘア、性別：雌、年齢：1歳（図16）

【経緯】

症例は友人より贈られて家に来た。怖がった鳴き声を上げ、家に来て1か月後頃から徐々に腹這いになる、震えるなどの徴候が出るようになった。

【検査】

地面に腹這いになっており、四肢は無力。身体は伸びた状態で、筋肉に力が入らず立ち上がることができない。四肢および全身の触診での反応は異常に敏感で、皮膚と被毛は絶えず小刻みに震えている。そのほかの異常は認められなかった（飼い主は脊髄穿刺などの検査は希望していない）。

【治療】

・内科的治療

・督脈（毎回任意の2穴）と六縫穴へのレーザー照射。

・ビタミン $B_1$ 注射液 10 mg、ビタミン $B_{12}$ 注射液 0.1 mg を皮下注射

【効果】

治療を続け、3日後には四肢を動かすことができるようになった。1週間後には自分で起立し、腰を曲げて歩くことが可能となったが、歩様は安定していない。治療の頻度を週2回に変更しレーザー照射を継続、注射からメチルコバラミン1日 0.1 mg の内服に切り替えたところ、治療4週目には食欲が増加。以前のように活発になった。歩行時に軽度に腰を曲げる様子がみられたためメチルコバラミンの内服は継続しつつ、退院とした。自宅での養生は神聡穴のマッサージや、背部の皮膚を引っ張る推拿などのマッサージ（「5章　マッサージ療法」参照）を行ってもらった。

【まとめ】

多発性神経炎はストレスや栄養の失調、代謝障害によって引き起こされる、身体および四肢に出現する感覚障害（感覚鋭敏または鈍麻などの異常）のことで、一種の運動障害である。治療においてレーザー照射は神経伝導に対し良性の調整作用を持つ。ビタミン $B_1$ は神経伝導を維持し、ビタミン $B_{12}$ は神経髄鞘を維持するのに必要な物質である。メチルコバラミンは神経軸索とミエリン鞘の再生を促進する。

伝統医学で本疾患は痿証の範疇とされている。内因、外因の邪やそれらが合わさった邪が気、血、津液、精の不足をもたらし、痹阻脈絡*8 によって肢体筋脈*9 の営養が失調するものである。

---

＊8：気血や病理産物の阻滞によって、痹証を起こしている経脈。
＊9：四肢の筋肉のこと。

77

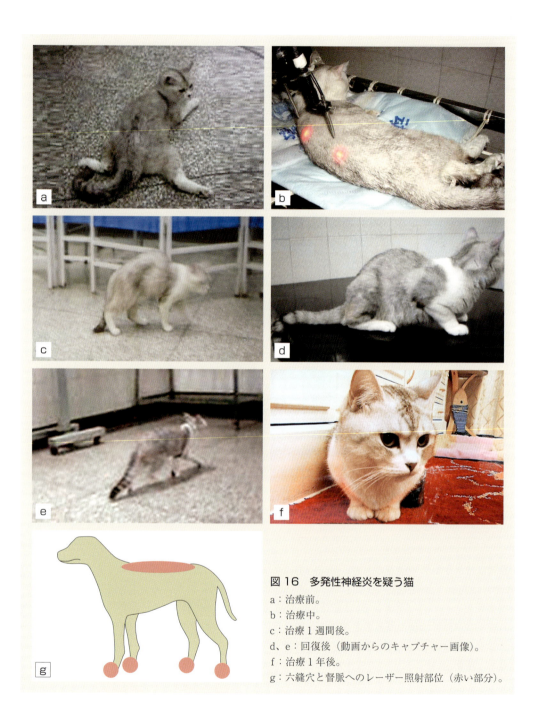

図16 多発性神経炎を疑う猫
a：治療前。
b：治療中。
c：治療1週間後。
d、e：回復後（動画からのキャプチャー画像）。
f：治療1年後。
g：六縫穴と督脈へのレーザー照射部位（赤い部分）。

He-Ne レーザー療法

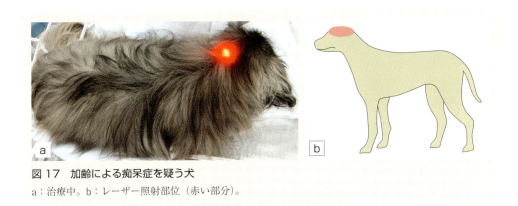

図 17　加齢による痴呆症を疑う犬
a：治療中。b：レーザー照射部位（赤い部分）。

### ケース2　加齢による痴呆症を疑う犬

【症例】
　シー・ズー、性別：雌、年齢：15歳、体重：4.5 kg（図 17）

【経緯】
　症例は毎日午前3～4時頃に、1時間前後ずっと大きな声で鳴き叫び続ける。飼い主は寝ることもままならず、仕事にも影響がおよんだ。そのためここ2か月、飼い主は毎晩フェノバルビタールを15～30 mg与えていた。食欲はあり、排便排尿も良好である。

【検査】
　両目とも失明している。床に横たわり立ち上がれず、四肢の関節をうまく動かすことができない。聴力は低下し体調は通常より下回っているが、血液生化学検査および一般血液検査の結果は正常であった。

【治療】
・頭部へのレーザー照射、週2回。
・栄養サプリメントのチューブの内服。

【効果】
　2か月後、「鳴き叫ぶ時間は短く、声も小さくなり、フェノバルビタールの投与量が半減した」と報告があった。治療を続けていくうちに投与量は徐々に減少し、2か月半後には鳴き叫ぶことがなくなった。半年後、飼い主から「犬が元気になった」と連絡があった。

【まとめ】
　頭部へのレーザー照射で使われる経穴には天門穴と神聡穴がある。この2つは、伝統医学では精神異常への経験穴[10]であり、安神作用[11]があるとされている。また、ビタミン、微量元素などの補充も本疾患に対して積極的な治療効果をもたらす。

---

＊10：施術者が特定の疾患を治療するなかで偶然発見した、その疾患に効果のある経穴。以後、経験的に治療に用いられるようになった経穴のこと。
＊11：精神の安定作用のこと。

【治療および効果】

　骨折部位に1日1回、30分間のレーザー照射を行い、排泄時以外はケージレストを行った。1週間後のX線検査で化骨形成が確認されたので、レーザー照射を3日に1回に変更した。3週間後にはさらに化骨が形成され左後肢は正常に回復したが、歩行時にはまだわずかに跛行が認められた。退院して自宅に戻り、2か月後には活発に活動できるまで回復した。

## 2. 治療効果に関するまとめ

　He-Neレーザーは皮膚や粘膜の損傷、慢性的な創傷の治癒不全、四肢の筋肉の損傷など内外の損傷に有効性の高い治療です。もちろん、これら炎症性疾患に対する低出力レーザー照射の消炎効果は、直接的な細菌の殺菌によるものではありません。むしろ、低出力レーザーによる組織の生理的刺激によって引き起こされる、生物学的効果によるものです。

### まとめ

　臨床上での観察から、レーザーは鎮静作用を有していることもわかっています。ほとんどの犬や猫はレーザー照射後、徐々に鎮静状態となります（図20）。

　レーザーの普及に伴い、医学分野では今日も物理的なメカニズムからレーザーの高熱効果、圧力効果、光化学効果、電磁場効果、そして生物学的メカニズムに至るまで、絶えず研究が続けられています。分子制御という小さなものから器官の制御といった大きなものまで、今後も研究、実践を続け理解を深めていくことが必要です。

　レーザー照射の際の注意事項は以下のとおりです。

> ・He-Neレーザーによる光はもっとも明るいので、使用時には眼を保護するための保護眼鏡をかけること。
> ・感光作用を受けぬよう（光に過敏反応を起こさないよう）、照射部位には化学薬品を使わないようにすること。

He-Neレーザー療法

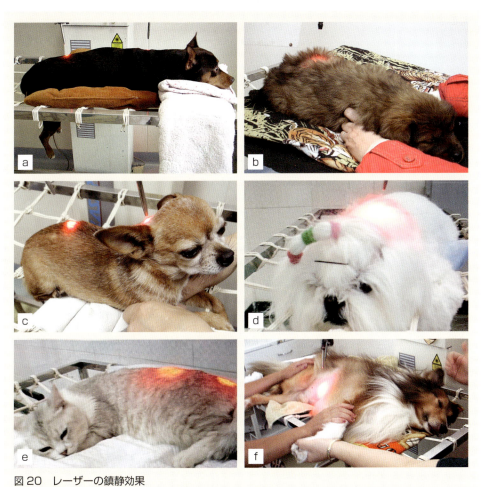

図20 レーザーの鎮静効果
a、b：百会穴への照射。c：百会穴と大椎穴への照射。d：命門穴への照射。e：百会穴と命門穴への照射。f：中脘穴への照射。

# 5 マッサージ療法

## 概 論

　推拿按摩(すいなあんま)（マッサージ）は古代中医学における疾患の予防および治療法のひとつです。中国伝統医学の重要な位置を占めており、1,100余年の歴史があります。マッサージは今では独立したひとつの学問となっており、その手法、技能、理論は病気に対する人々の理解が深まるにしたがって実験的研究などのさまざまな面で絶えず改善され、発展し続けています。これは犬や猫のヘルスケアや治療におけるマッサージ療法の開発にも応用されています。

　動物のマッサージについて、早くは紀元後300年代、昔代の古典『肘後備急方(ちゅうごびきゅうほう)』に消化不良の馬に対する治療として"用木腹来去擦（木を使って腹を擦る）"と記載があります。馬や牛で農地を耕していた時代、家畜が草を食べて鼓腸を呈した際などには薬草による治療を行うと同時に、高粱の茎を束ねて棒状にしたものや短い木の棒を用いて鼓腸の部位を推し（押し）たり按撫し（撫で）たりしていました。これらの棒は、マッサージの効力を高めるための道具のひとつとして利用されていました（図1）。

　犬や猫のマッサージ療法とは、施術者が手を用いたさまざまな技術で犬や猫の身体をコントロールするもので、伝統医学の経絡経穴学の理論を根拠としています。動物の経絡系統の調整作用を最大限に発揮させさまざまな組織・器官の不均衡を改善することにより、健康を保ったり疾患に対する補助的な治療を行ったりすることを目的としています。

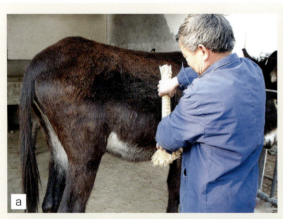 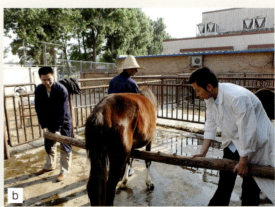

図1　昔のマッサージ（再現）
　a：竹ぼうきを使った腹部のマッサージ。b：木の棒を使った腹部のマッサージ。

マッサージ療法

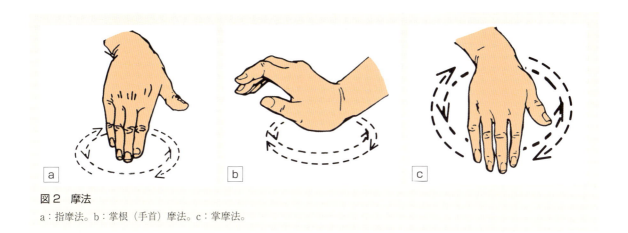

図2 摩法
a：指摩法。b：掌根（手首）摩法。c：掌摩法。

　マッサージ療法はすべての疾患に対して補助治療として適用することができます。そのほかの治療法と組み合わせることで相乗効果を発揮し、互いに効果を高め合うのです。

## マッサージ前の準備

### 1．環境の準備
　マッサージ療法は非侵襲的な治療であるため、診察台の上でも飼い主の家でも実施することができます。どこであっても施術をするのにふさわしい場所なのです。ただし、静かで落ち着ける環境が必要です。

### 2．施術者の準備
　施術者はまず温かい手を保つために両手を擦って温めると同時に、一心に施術を行うため精神を集中します。施術する身体の部位によってさまざまな手法を用いなければならないので、マッサージを行うのに適したポジションを保つために姿勢をただし、身体を移動させて調整する必要があります。犬や猫も安静にしていなければなりません。飼い主には施術時にペットに付き添ってもらうほか、犬や猫の性格（たとえば人に対して友好的か攻撃的かなど）を確認しておく必要があります。これらはマッサージをスムーズに行うために大切なことです。

## マッサージ法

### 1．摩法

【定義】
　親指の腹もしくは人差し指、中指、薬指の腹、あるいは手首か手のひら全体で、動物の皮膚の一定部位を円を描くようにリズミカルに撫でる（擦る）方法です。旋回は時計回りと反時計回りに行うことがポイント。マッサージ部位の大きさによって、指摩法、掌根（手首）摩法、掌摩法などとよび分けられます（図2）。

85

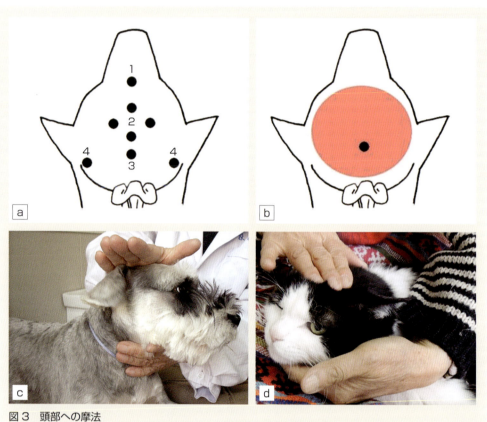

**図3 頭部への摩法**
解剖学的には前頭部、頭頂部、後頭部をさす（b赤囲み部分）。
a：頭部にある経穴。b：頭部。c、d：頭部への掌摩法。
1：印堂穴、2：神聡穴、3：天門穴、4：風池穴

【施術要領】
・力加減は、軽く緩やかに行う。
・摩擦する際に、皮下組織を動かさないようにする。
・旋回のスピードは適度に調節する。

【施術部位】
a）頭部（図3a）
　解剖学的には前頭部、頭頂部、後頭部をさします。この部分には印堂穴、神聡穴、天門穴、風池穴の4つの経穴があります。神聡穴は、印堂穴と天門穴を結んだ線中央の前後左右4か所にあります。
b）腹部（図4a）
　解剖学的には臍を中心とした下腹部をさします。前方は胸骨後縁、後部は恥骨前部で、ここには中脘穴、天枢穴、神闕穴、関元穴の4つの経穴があります。

マッサージ療法

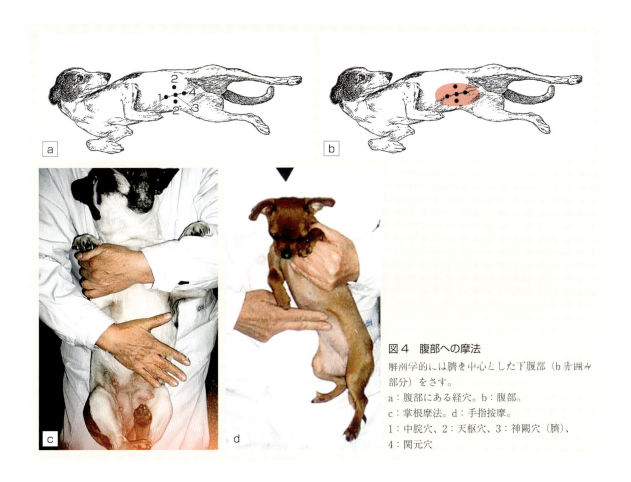

図4　腹部への摩法
解剖学的には臍を中心とした下腹部（b 赤囲み部分）をさす。
a：腹部にある経穴。b：腹部。
c：掌根摩法。d：手指按摩。
1：中脘穴、2：天枢穴、3：神闕穴（臍）、4：関元穴

【効果と応用】
a）頭部
　大脳皮質機能の活動を調整する効果があります。たとえばストレス性疾患、加齢に伴う脳萎縮、軽度のてんかんに対する補助治療や、脳疾患回復期のリハビリテーションなどに使用されます（図3c、d）。
　劉煥栄らは臨床上での研究を通して、大脳皮質機能と頭皮に相関性があることを証明しました。頭皮を点刺したところ脳の微小循環が改善し、毛細血管の拡張が認められました。血流速度の加速により局所の新陳代謝が活性化し、病原物質が除去されました。また別の獣医師が室内で飼育されている成猫4例の頭部を、室温23℃の環境下で5分間マッサージしたあと赤外線温度計を使用して頭部の温度を測定したところ、平均で2.7℃の上昇がみられました。
b）腹部
　胃腸機能を調整する効果があり、腹瀉（下痢）や嘔吐などの胃腸機能障害（とくに幼齢の犬や猫）に対して用いられます（図4c、d）。
　この手法はよく揉法（後述）と組み合わせます。これにより手法に力が加わり、効果が増強します。

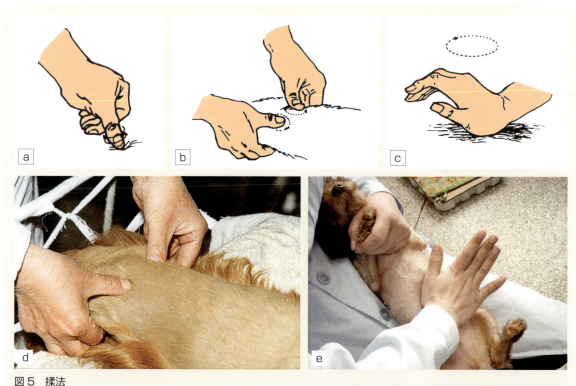

図5 揉法
a：指揉法（単指揉法）。b：指揉法（双指揉法）。c：掌根揉法。d：膀胱兪穴への点按法。e：腹部への掌根揉法。

## 2. 揉法（じゅうほう）

【定義】
　指の腹または手首で、円を描くように平らに揉む（平揉）方法です。指揉法（単指揉法、双指揉法）と掌根揉法の2種類に分けられます（図5a～c）。

【施術要領】
・施術部位の皮下組織は、指や手首の揉み動作が大きくなるにしたがって徐々にその振幅が増加するため、指や手首は皮膚から離さないようにする。
・力加減は軽く緩やかにしなければならない。筋肉が厚い部位では力を強くし、筋肉が薄い部位（たとえば顔面など）では力を弱くする。

【効果と応用】
　活血止痛効果があるため、深部組織の血液循環改善に有効です。

マッサージ療法

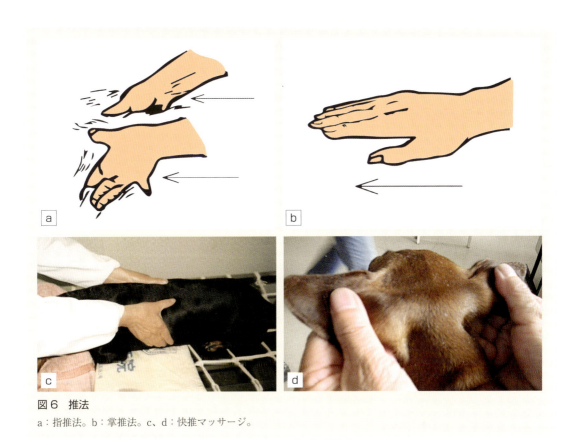

図6　推法
　a：指推法。b：掌推法。c、d：快推マッサージ。

## 3. 推法

【定義】
　指の腹または手のひらを一定方向にまっすぐ滑らせる方法です。指推法と掌推法に分けられます（図6a、b）。

【施術要領】
・筋線維の流れと被毛の生長方向に沿って施術する。
・速度や力の強弱によって慢推、快推に分けられる。慢推は快推に比べ速度を遅く、力は弱く行う。快推は慢推に比べて速度を速く、力は強く行う。これらの力加減は相対的なものであり、犬や猫の体質や痛みへの耐性、徴候によって力を加減し、慢推あるいは快推、または慢推と快推の組み合わせを選択する。

【効果と応用】
・慢推：活血散瘀[*1]、解痙止痛[*2]効果があります。筋線維を引き伸ばすことができるため、緊張してひきつれた筋肉をリラックスさせて疼痛を緩和することができます。
・快推：疏通気血[*3]効果があり、局所の血液循環を促進して筋肉や皮下組織の活性化をすることができます。

---

＊1：血流の流れを活発にして瘀血を散らす治法。
＊2：痙攣を伴う筋肉の疼痛を止める治法。
＊3：気血を滞ることなく通じさせる治法。

89

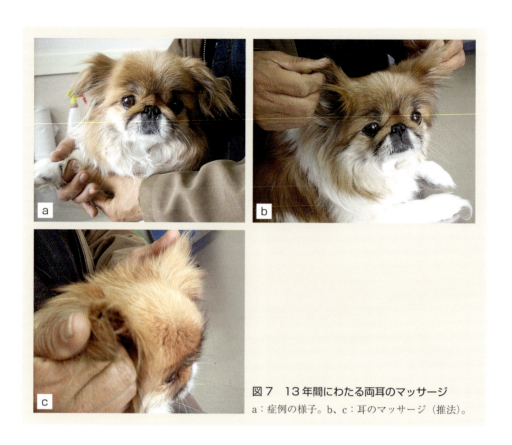

図7　13年間にわたる両耳のマッサージ
a：症例の様子。b、c：耳のマッサージ（推法）。

### ケース1　頭部および両耳のマッサージ

【品種】
　シー・ズーのミックス（図7）

【経緯および治療】
　毎日飼い主が両耳を持ち上げて推法を行い、頭部をマッサージしている。幼齢の頃にマッサージをはじめて13年が経過し高齢期に入ったが、症例は現在も依然として耳がよく聞こえ目もよくみえており、飼い主は「活発でかわいい」と述べている。
　両耳への推法と頭部のマッサージの組み合わせは通絡醒脳[*4]の効果があるため、耳も目もよく機能していると考えられる。

---

\*4：経絡の通りを改善して脳を覚醒させる治法。

マッサージ療法

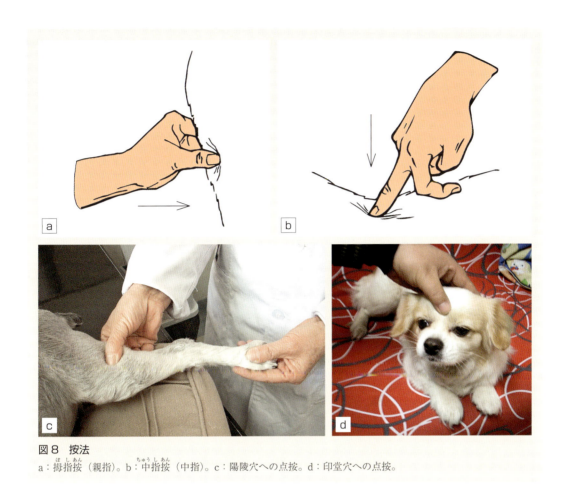

図8　按法
a：拇指按（親指）。b：中指按（中指）。c：陽陵穴への点按。d：印堂穴への点按。

## 4. 按法（あんぽう）

【定義】
　親指または中指の腹で、ある一定部位（経穴）を押さえる（押す）手法のひとつです。残りの4本の指は握って施術を行います（図8a、b）。

【施術要領】
・姿勢に対し垂直方向に、力が下に向かうように押す。
・効果を高めるために、揉法と組み合わせることが多い。

【効果と応用】
　按法は全身の経絡経穴に用いることができるため、さまざまな徴候に応じて対応する経穴を選択して施術します。前述のとおり揉法と組み合わせることが多い手法です。これを点按療法（てんあんりょうほう）ともよびます。また、指を鍼灸の鍼の代わりに用いるので、指鍼療法（ししんりょうほう）ともよばれています。

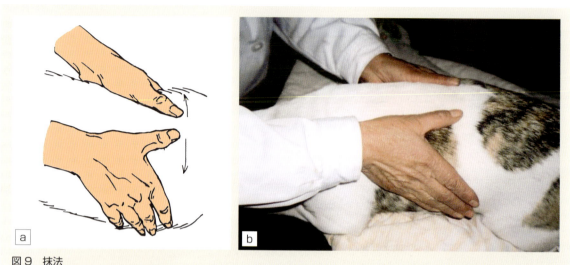

図9 抹法
a：抹法。b：腹部への抹法は消化不良による下腹部の膨満を軽減する。

## 5. 抹法（まっぽう）

【定義】
　両手の親指の腹あるいは手のひら全体を動物の皮膚に密着させる手法です。身体の中央から両側に向かって、アーチ状にゆっくり緩やかに移動させます（図9a）。

【施術要領】
・一定の力と速度でマッサージする。
・脊椎から両側に向かって開くように行う。

【効果と応用】
　通経活絡の効果があり、たとえば頸部に行うと頸部椎間板ヘルニアによる頸部の筋肉のこわばりを緩めることができます。
　理気寛中*5の効果もあり、消化不良による肚腹脹満*6に対して常用されます。

## 6. 捏法（ねっぽう）

【定義】
　捏法は二指捏法と五指捏法に分けられます。親指の腹と人差し指の腹を使い筋肉あるいは経穴に対して両側から按圧*7することを二指捏法、親指の腹と残りの四本の指の腹で按圧することを五指捏法といいます（図10a、b）。

---

＊5：気の流れを改善し、胃がつかえる、腹部が脹れて痛むなどの徴候を治す。
＊6：腹部がはちきれんばかりに張ること。
＊7：施術者の指またはてのひらを軽くあてて、押しぎみに撫でさすること。

マッサージ療法

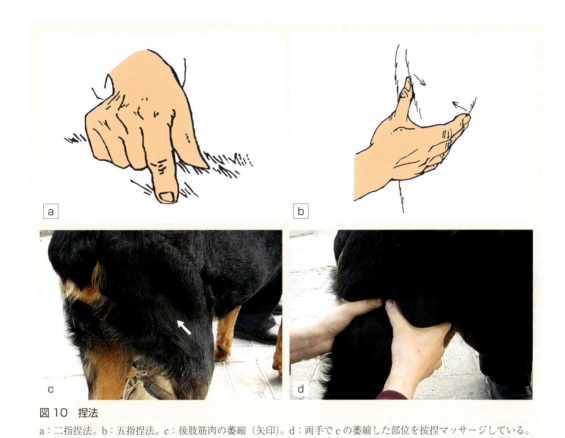

図10 捏法
a：二指捏法。b：五指捏法。c：後肢筋肉の萎縮（矢印）。d：両手でcの萎縮した部位を按捏マッサージしている。

【施術要領】
・筋肉の輪郭および筋線維の流れに沿いながらマッサージする。
・力は徐々に加えていく。
【効果と応用】
　捏法には筋線維を活性化させ、神経の伝達機能を強める作用があります。そのため、さまざまな原因によって引き起こされる筋肉の萎縮や筋力の低下に対して用いられます。
【注意事項】
　マッサージを長時間行った場合や力が強すぎる場合、局所の瘀血[*8]を引き起こしやすくなります。

---

＊8：血流の停滞。

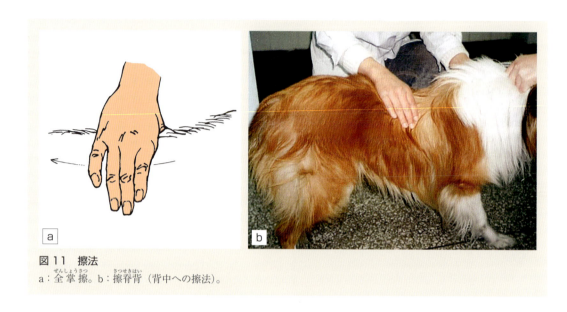

図11 擦法
a：全掌擦。b：擦脊背（背中への擦法）。

## 7. 擦法

【定義】
　指または手のひら全体を皮膚にピタッとあててまっすぐに動かす手法です（図11a）。

【施術概要】
・下に向かう圧力が適度でなければならない。
・被毛に沿ってまっすぐに動かす。

【効果と応用】
　擦法は熱を産生する効果が優れており、温経通絡[*9]、療痺袪寒[*10]、および健康維持効果があります。
　日頃から背部を擦ることで頸部、背部、腰部の筋肉の緊張を緩めることができ、ストレッチさせて背骨を丈夫にすることができます。
　擦法にはさらに振奮陽気効果があります。そのため、後述の肉球マッサージなどと併用することで四肢不温[*11]による肢体の麻痺に用いることもできます。

---

＊9：経絡を温め気血の流れを改善する。
＊10：寒を取り除き、痺証を治療すること。
＊11：四肢が温まらないこと。

マッサージ療法

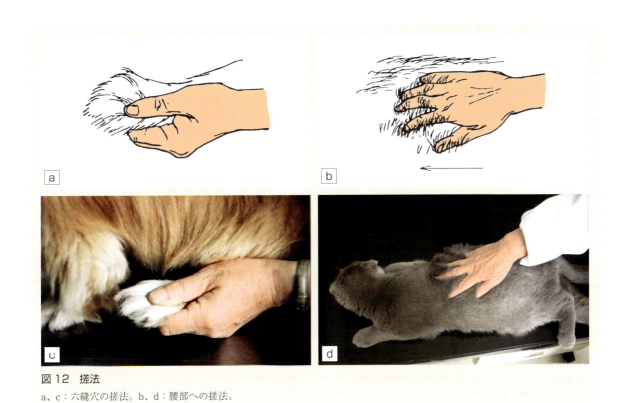

図12　搓法
a、c：六縫穴の搓法。b、d：腰部への搓法。

## 8. 搓法（さほう）

【定義】
　親指の腹あるいは5本の指の付け根で、病位[*12]を前後に擦る手法です（図12a、b）。

【施術要領】
　被毛に沿って繰り返し往復して擦る。

【効果と応用】
　施術部位によって治療効果が異なります。以下に例を挙げます。
・六縫穴への搓法：力は緩やかに、ゆっくりと行います。療痺通絡[*13]および止痛効果があり、肢体の麻痺や疼痛性疾患に用いられます。
・腰部への搓法：強腰壮腎作用があるため、高齢の犬や猫の腎萎縮、および非器質性病変が引き起こす排尿不調を改善する効果があります。

---

＊12：徴候が発生している場所のこと。
＊13：経絡の通りを改善し、痺証を治療すること。

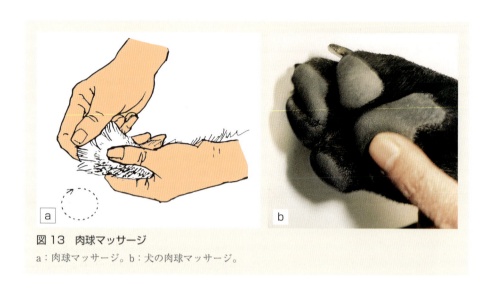

図13 肉球マッサージ
a：肉球マッサージ。b：犬の肉球マッサージ。

## 9. 肉球マッサージ

【定義】
　主に犬に対して、患肢の肉球を親指の腹で徐々に力を強くしながら旋回する、または肉球全体を手のひらでマッサージする手法です（図13a）。
【施術要領】
・徴候にあわせて対象を前肢、両肢、四肢と選択する。
・複数の肢に施術する場合は、すべての肉球を同時にマッサージする。
・健康な犬には適用しない。
【効果と応用】
　肉球マッサージには回陽療痺[*14]効果があります。

ケース2　後肢麻痺
　臨床現場において、さまざまな原因で後肢麻痺となった犬1,000余例を観察したところ、発症当初は肉球は冷たく、鍼治療にも無反応であった。患肢の筋肉は萎えて柔らかく力が入っていなかったが、マッサージを行うことで肉球は徐々に温かく感じられるようになり、患肢の踏ん張る力も次第に増加した。
　このことから、肉球マッサージは徴候の改善と回復に対して明らかに有効な作用を持つと証明された。

---

＊14：陽気を回復させて精気を取り戻し、痺証を治療すること。

マッサージ療法

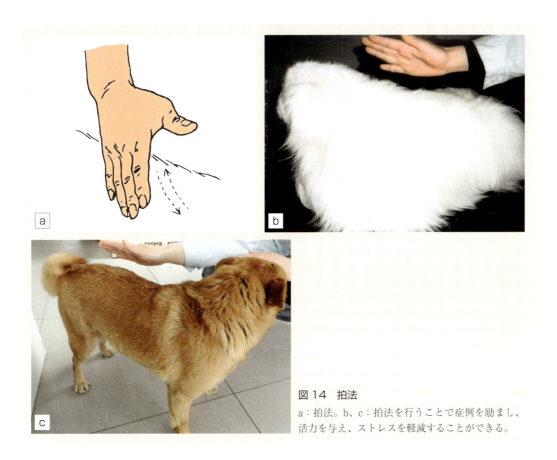

図14 拍法
a：拍法。b、c：拍法を行うことで症例を励まし、活力を与え、ストレスを軽減することができる。

## 10. 拍法 (はくほう)

【定義】
　動物の身体のある一定の部位を、手のひらで軽く拍打する手法です（図14a）。

【施術要領】
・軽快で弾むような力で行う。手のひらを少し曲げて空気が入るようなイメージで連続的に拍打する。
・手の力は最初は軽く、あとから強くする必要がある。

【効果と応用】
　調理気機(ちょうりきき)*15 効果があります。

【注意事項】
　呼吸困難を呈す犬、あるいは臆病でストレスを感じやすい犬にはこの方法は適当ではありません。また、腎臓の充血を引き起こしやすいので、腎臓周辺は拍打してはいけません。

---

＊15：昇降出入という気の作用を調達する。

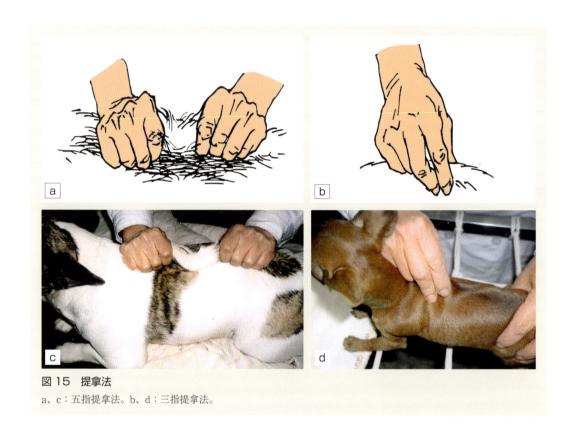

図15 提拿法
a、c：五指提拿法。b、d：三指提拿法。

# 11. 提拿法

【定義】
　皮膚を引っ張る（リフト）手法のひとつです。親指の腹および残りの4本の指の腹で皮膚を引っ張り、手のなかで皮膚を掴むようにする五指提拿法と、親指、人差し指、中指それぞれの指の腹で引っ張る三指提拿法に分けられます（図15a、b）。

【施術要領】
・部位：身体の最大の器官である皮膚の、もっとも緩い部位は背部のため、提拿法を行う部位は主に背中の脊椎両側が中心となる（解剖学的な位置としては背骨両側の腸骨筋外縁）。
・方法：皮膚を引っ張りながら前方に進む。
・ルート：仙骨部⇔頸部

　14の経脈のなかで、背部の督脈上にある15か所の経穴および督脈の両側にある膀胱経上に存在する計32個の経穴は臓腑の機能と密接に関係しています。体表にある五臓六腑の反応点はすべて督脈と膀胱経の経脈上に分布しており、この2つの経脈のあいだにはさらに夾脊穴という経穴が40個、脊椎の両側に分布しています。提拿法は経気が行き渡っているこの87個の経穴をカバーすることができるのです（図16）。

　施術では広い面積の皮膚を必要とします。27犬種100余例の臨床例における施術面積は、計算によると胸部と腹部の1/3前後を占めていました。

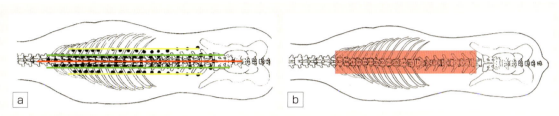

図16 背部の経穴
a：赤線は督脈穴、緑線は夾脊穴、黄線は膀胱経（五臓六腑穴）を示す。
b：解剖学的には赤で示すように背骨両側の腸骨筋外縁に位置する。

表　レーザースペックル血液画像化装置を用いた血液循環の測定

| 部位 | 実験前 | 推拿後すぐ | 5分後 | 15分後 | 20分後 |
|---|---|---|---|---|---|
| 内耳 | 270.8 | 400.2 | – | – | – |
| 背部 | 358.3 | 301.66 | 308 | 1,746 | 403.9 |

【効果と応用】
　本法は全身の血液循環、新陳代謝の改善に非常に有効で、背部を引っ張ることで臓腑機能の向上および調整ができ、関節と全身の気血運行を通利[16]することができます。
　健脾[17]、強腰脊[18]、固腎[19]の効果があるため虚弱、発育遅延、腰胯の無力、免疫力低下などに対する補助治療に用いられます。

### ケース3　提拿法が犬の背部の血液循環へおよぼす影響の観察

【症例】
　プードル、性別：雄、年齢：3歳、体重：2kg
【場所】
　中国中医科学院　鍼灸実験室（室温20℃）
【方法】
　局所を剃毛し、提拿法で頸部と仙骨部のあいだを50回往復。レーザースペックル血液画像化装置を用いて背部の血液循環を提拿前後で比較した。同時に耳の血液循環への影響も観察した。
【結論】
　提拿法で背部にマッサージをしたところ、血行は15分後にもっともよくなり（表）、推拿前と比べて4倍のレベルに達していた。同時に耳の血液循環にも影響がみられた（図17）。
　中医学では背部への提拿は陽気の亢進を促すといわれており、全身の気血を宣通[20]させるというデータがある。

---

＊16：気血を通す、通じさせるということ。
＊17：脾胃の機能を健全にすること。
＊18：腰背部を丈夫にすること。
＊19：腎気、腎精の消耗を防ぎ、腎を補って腎気を固めること。
＊20：気血の通りをよくすること。とくに、広げて通すこと。

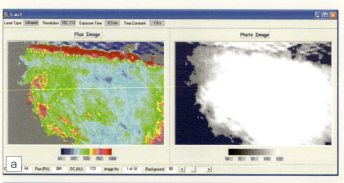
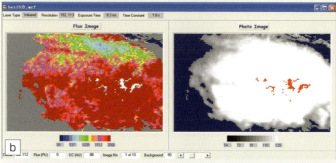
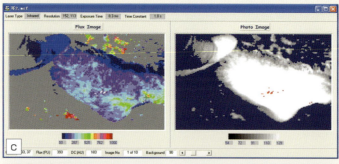
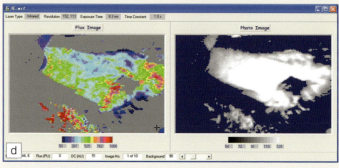

図17 実験結果
血流量は赤いところほど多く、青いところほど少ない。
a：試験前の背部の血液循環。b：試験15分後の背部の血液循環。
c：試験前の耳の血液循環。d：試験後すぐの耳の血液循環。

マッサージ療法

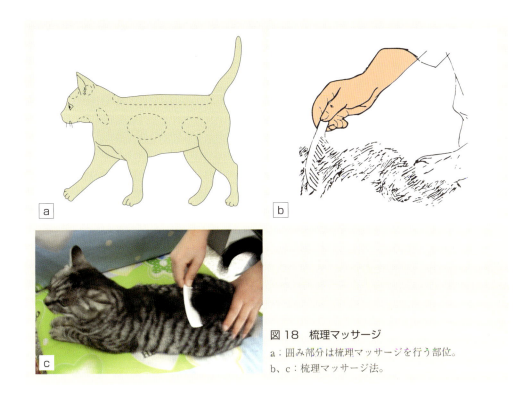

図18 梳理マッサージ
a：囲み部分は梳理マッサージを行う部位。
b、c：梳理マッサージ法。

## 12. 梳理マッサージ法

【定義】
　櫛を使って、あるいは10本の指の腹で被毛を梳かす手法です（図18a、b）。一般的に、飼い主が自宅で猫をかわいがりながら行います。

【施術要領】
・マッサージに用いる道具は天然の牛角や木の櫛が適している。
・櫛の先端が滑らかで折れていないものを用い、皮膚を傷つけないようにする。
・頭部→耳の後ろ→頸背腰部→下顎部→胸部→腹部の順に行う。
・毎週1～2回行う。時間は1回5分、または適宜。
・幼齢の犬や猫の皮膚は繊細なため梳理の力は弱くする。中高齢の犬や猫の脱毛時は力を大きくする。

【効果と応用】
　本法は常用すると次のような効果があります。
・被毛の光沢がよくなる。
・幼齢の犬や猫では発育が促進され、健康を保つことができる。
・中高齢の犬や猫では舒筋活血[*21]でき、老化を遅らせることができる。

---

*21：筋肉の緊張をほぐし、血をきれいにすること。

101

## マッサージの作用

### 1. 作用する場所

　マッサージは主に骨格筋に作用します。骨格筋に繰り返し按圧、マッサージすると局所の血液循環が改善され局所組織の温度が上昇し、緊張した筋肉をリラックスさせることができます。また、動物の痛みに対する受容力を高め、疼痛を軽減することができます。萎縮した筋肉に対する長期的マッサージでは、筋肉の張力を増加することができます。

　つまり皮膚、筋肉へのマッサージを通じて反復的に中枢神経を刺激することで、損傷した組織の機能を改善し、徴候の変化を抑えて正常な状態に戻すことができるのです。

### 2. 主な効果

　各種マッサージを経絡、経穴領域[22]、経穴に適用することにより、組織や器官に良性の双方向性の調整作用を引き起こすことができます。それによって動的平衡状態にさせ、病気の予防と治療という目的を達成することができます。

### 3. 目的

　犬や猫のマッサージは "防重於治"[23] という思想を体現しています。診断をもとに犬や猫へ長期的にマッサージを行った場合、一般的にマッサージ後の精神状態は良好で、食欲も増加し、体質は丈夫になります。これにより健康を保つという目的を達成し、伝統医学の "未病を治す" という防治原則を十分に達成することができるのです。

### 4. メカニズム

　鍼灸とマッサージの治療メカニズムは同じであるため、ここでは割愛します（「2章　豪鍼療法」参照）。

### 5. 適用禁忌の疾患 (図19)

　マッサージは非侵襲的な物理的療法のひとつで、安全で副作用もありません。しかし、いくつかの病症については行わないほうがよいと考えられます。たとえば急性伝染病、急性炎症、さまざまな原因によって引き起こされる極度の体質虚弱、皮膚疾患、脳疾患、腫瘍、水腫性疾患（胸水や腹水なども含む）、骨折、敗血症、動物が妊娠している場合、激しい運動のあと、非常に空腹もしくは食べ過ぎの場合、凶暴な症例などです。

　凶暴な犬や猫へのマッサージの際は、施術者と動物の安全確保のため、十分な注意が必要です。

---

＊22：いくつかの経穴が隣接しているエリアのこと。穴位ともいう。たとえば、頭部には天門穴、四神聡穴などの経穴がある領域がある。
＊23：病気自体の治療よりも、病気になる前に予防することが大事であるという考え。

マッサージ療法

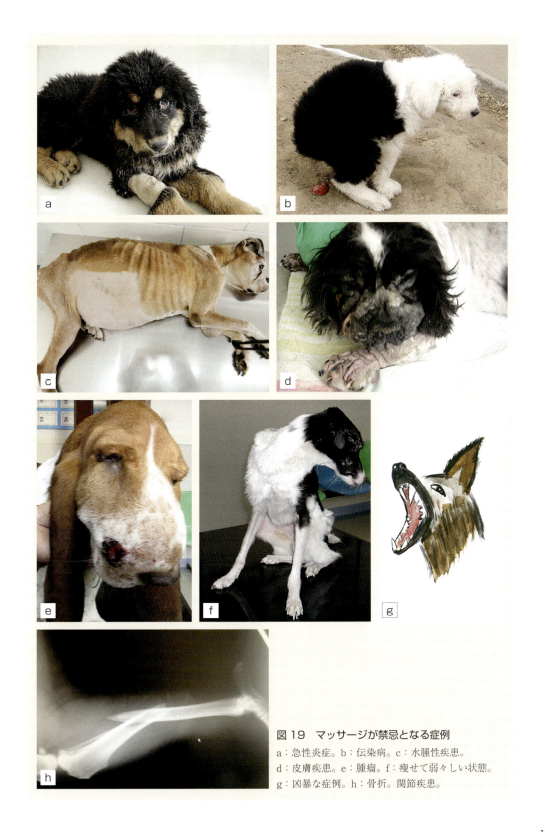

図19 マッサージが禁忌となる症例
a：急性炎症。b：伝染病。c：水腫性疾患。
d：皮膚疾患。e：腫瘍。f：痩せて弱々しい状態。
g：凶暴な症例。h：骨折。関節疾患。

## マッサージの注意事項

### 1. 手法の選択

　施術者は犬や猫の品種、体質、年齢、施術部位の違い、筋肉の厚さなどに基づいてそれぞれに適応するマッサージの手法を選択しなければなりません。どんな手法のマッサージであっても動物の身体が受容できるレベルで、適切な施術を行うべきです。

### 2. 施術に際して

　症例の具体的な徴候や状況に基づいて2種あるいは数種類の手法を組み合わせます。また、よりよい治療効果を得るために、鍼や薬物を併用して相乗効果をはかりましょう。

## 施術者に求められるもの

　施術者は第一に健全な肉体と精神力を持たなければなりません。マッサージにおいては手法の強度、柔軟性、持久力などが求められます。日頃から自身の腕力、握力、指力などの鍛錬に注意を払う必要があります。これは長期にわたって苦労をいとわずに励まなければならないことです。つとめて"法従手出、手髄心転"[24]の境地で行いましょう。

## マッサージの意義

　マッサージは我々の持つ動物への愛情表現のひとつです。互いに楽しく幸せなこの交流のなかで、犬や猫の喜びを通じて生体の潜在能力を引き出すことができます。これによる疾患の治療と健康維持を目的とする補助治療でもあります。

## 症例紹介

ケース1　胃腸受寒[25]
【症例】
　ペキニーズ、性別：雌、年齢：8歳（図20）
【経緯】
　最近になって排便困難を呈するようになった。以前、当院（中国農業大学付属動物病院）にて直腸検査を実施した際に直腸憩室と診断されていた。飼い主の希望により再診を行った。

---

＊24：手は心にしたがい、技術は自然と手に現れるという考え。
＊25：寒邪による胃腸障害。

マッサージ療法

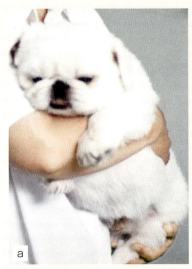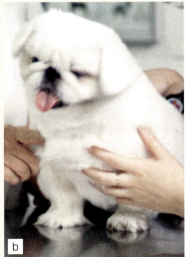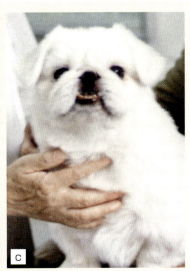

図20　胃腸受寒
a：治療前。b：治療直後。c：回復後。

【検査】
　さらなる確定診断のため、まず浣腸により直腸内の糞便を完全に除去したあと、水を混ぜたバリウム15 mLを直腸に注入しX線造影検査を実施した。その結果、直腸末端に直径2 cm前後の憩室があると診断した。
　帰宅後、不安そうにイライラとしてときおり怒ったように鳴き、腹部の腫れや腹壁の極度の緊張が認められたため急患として再び来院した。消炎鎮痛薬を投与したが数時間経っても徴候は好転せず、マッサージ療法に転換した。

【治療】マッサージ療法
　摩法と揉法を用いて温かくなるまで腹部をマッサージした。20分後、マッサージの効果が現れはじめ、継続的に噯気[*26]した。腹部は次第に柔らかくなり腹脹[*27]も消失。すぐに落ち着き、その後はすべて正常の状態に戻った。

【まとめ】
　診察中に冷水と配合したバリウムで浣腸したことや寒い冬であったことが原因で、胃腸への冷刺激によって引き起こされた胃腸機能障害である。腹脹、腹痛がみられたためマッサージ方法は摩法と揉法を選択した。伝統医学では寒邪凝聚[*28]によって胃腸の腑気[*29]が不通になるとされている。つまり"不通則痛"である。治療は"寒者熱之"[*30]という治療原則に基づき、摩法を用いて患部に熱を発生させた。揉法も熱を発生させる手法であり、温裏散寒[*31]作用がある。"通則不痛"のとおり寒邪を散らし腑気を通じさせることで、マッサージ療法は功を奏した。

---

\*26：胃内の気体（通常は空気）が口から体外に逆流する現象。俗にいうげっぷ。
\*27：腹部が張って痛い、苦しい状態。
\*28：寒の性質を持つ病邪が結集した状態。
\*29：それぞれの腑が持っている機能のことをさす。臓には臓気、腑には腑気と、臓腑にはそれぞれに気がある。たとえば腑気には胆気、小腸の気、胃気、大腸の気、膀胱の気、三焦の気などがある。
\*30：寒があればこれを熱するという意味。これをもとにして、寒冷の徴候は温めるという治療原則がある。
\*31：身体の深部を温めて、寒邪を散らす治法。

ケース2　消化機能障害

【症例】
　チワワ、性別：雄、年齢：5か月齢、体重：約0.5kg

【経緯】
　症例は別の家からもらわれてきて1か月以上経過している。極度の食欲不振で、一口も食べないときもある。非常に偏食で、飼い主は食物を口まで持っていって食べさせなければならず、そのため栄養ペーストを主食としている。排尿排便は正常。

【検査】
　体温37.4℃。栄養失調のため骸骨のように痩せている。精神状態はよく活発であるが、神経質。触診では腹部は空っぽで柔らかい。一般検査ではとくに異常は認められない（症例が著しく削痩しているため、飼い主は血液生化学検査などの血液検査を希望しなかった）。

【治療】
・消化酵素剤の内服。
・以下のマッサージを優しくゆっくり、症例が耐えられる力で行う。
　・背部への提拿マッサージ。1日2回、1回5分。
　・腹部にある中脘穴への点按。1日3回、1回1分。
　・後三里穴への揉法。1日3回、1回1分。

【効果】
　3か月後、飼い主が来院した。症例の状態はとても良好で、食欲も正常になったとのことだった。

【まとめ】
　主徴候は食欲不振であり排尿排便は正常で、消化機能障害に属す。飼い主の可愛がりすぎ、甘やかしすぎが病因である。その結果、長期にわたって栄養失調の状態が続き、脾胃気滞、および気虚となり、空腹でも食べなくなっていた。皮膚は長期間の栄養失調によりやつれている。
　背部への捏法と拿法のマッサージには五臓を通補*32する効果がある。中脘穴、後三里穴への点按には理気の効果があるので中焦の気機*33を疏通させる。また、マッサージとともに消化酵素を投与した。この2つを組み合わせることによって、症例は治癒した。


ケース3　頸部筋肉群損傷

【症例】
　ダルメシアンのミックス、性別：雄、年齢：2.6歳（図21）

【経緯】
　活発でよく動き、飛んだり跳ねたりする。机の上から椅子にジャンプしたところ、椅子が不安定であったため頭頸部から強く地面に落ち、頸部が片側に曲がった。2週間が経過している。

---

＊32：気を通じさせ、精を補う治法。
＊33：気の流れを改善し、脾の昇清（脾が水穀の精微を吸収して肺に送り、心肺と協調して気血を作って全身を営養する機能）、統血、胃の降濁の働きをよくすること。

マッサージ療法

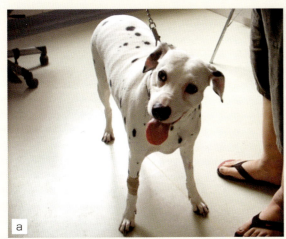 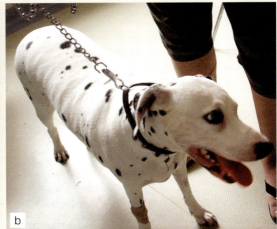

**図21　頸部筋肉群損傷**
a、b：左に斜頸している。

【検査】
　症例の頭部は左に傾き、歩いたり走ったりしても向きを変えることができない。左側の鎖骨頸骨筋（左鎖頸筋）の起始部、すなわち耳根後縁を触ると悲鳴を上げる。
【治療】
・疼痛がみられる場所の外側、3か所に消炎鎮痛薬を筋肉注射（反阿是穴注射、後述）。
・左側頸部の両側の筋肉（耳根の後ろから肩甲部に至るまで）に慢推を行う。1日2回、1回5分。
【効果】
　2週間後の再診ですでに治癒していた。
【まとめ】
　本症例の損傷部位は頸部筋肉群で、初診では頸部浅層の鎖骨頸筋の損傷が認められた。左鎖骨頸筋は上腕筋の一分枝であり、後頭部からはじまり上腕筋の鎖骨腱で終わる。症例の患部筋肉は硬く、痙攣していて拒按を呈した。治療ではまず消炎鎮痛薬を投与し、補助的に慢推を用いた。マッサージでは筋肉の触変性[34]を利用することができ、筋肉の緊張を緩和して硬い筋肉をリラックスさせることができる。
　中医学では"松而不痛"[35]といわれるとおり治療時に疼痛点（阿是穴）に注射するが、ややもすれば犬や猫は強く抵抗する。そこで痛みを伴わない部位の筋肉を選択し1～2回注射した。これを反阿是穴注射という。効果は減少したが、痛みを取り除くことができた。

---

＊34：触ることにより、物理的に性質が変わること。この場合は筋肉をほぐすこと。
＊35：緩めれば痛まない、ということ。

107

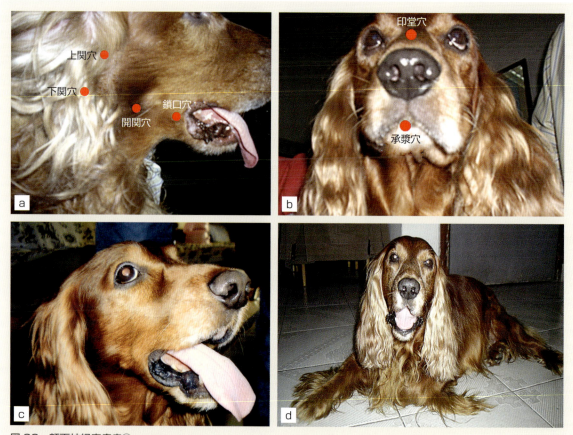

図22　顔面神経麻痺症①
a、b：治療中。赤丸は点按した経穴を示す。c、d：治療3か月後。

ケース4　顔面神経麻痺症
【症例】
　イングリッシュ・コッカー・スパニエル、性別：雄、年齢：6歳（図22）
　ペキニーズのミックス、性別：雌、年齢：4歳（図23）
【経緯】
　どちらもなんらかの外力に起因するもの。
【検査】
　両症例とも右の口唇、とくに下唇の筋肉が緩んで下垂していて上唇と閉合することができない。口角が前に出ているため臼歯を露出させることができない。右下眼瞼は下垂し、絶えず涙が出ている。ペキニーズはさらに瞬膜も露出しており元に戻すことができない。患部に針を刺す痛覚検査では反応が乏しかったが、そのほかの検査では異常は認められなかった。

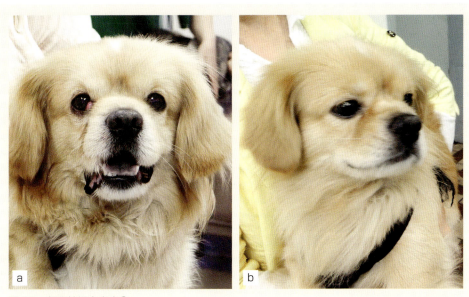

**図23 顔面神経麻痺症②**
a：治療前。b：回復後。

【治療】
- 2例とも遠方に住んでいたので、飼い主に自宅でマッサージを行ってもらった。マッサージ方法は点按法を選択した。
点按法を行った経穴：上関穴、下関穴、印堂穴、鎖口穴、承漿穴、開関穴（各穴1日2〜3回、1回5〜10分）
- 顔面上部の経穴にビタミン$B_1$、ビタミン$B_{12}$注射液の注射（各経穴に0.1〜0.2 mL）、またはビタミンB群の内服。徴候が消失するまで行う。

【効果】
3か月後、2例はそれぞれ回復した。

【まとめ】
- 顔面神経麻痺症の急性期には消炎治療をすべきである。腫れを取り去る（消腫）ことで局所の血液循環を改善し、顔面神経の圧迫を軽減することができる。
- 顔面神経は脳幹から伸びて、茎乳突孔から出ている。耳下腺前縁分枝は耳下腺耳介筋、頬骨筋、上頬筋、下頬筋、口輪筋、眼輪筋、鼻唇挙筋を通り抜けて支配している。徴候は顔面の損傷部位にある顔面神経に基づき、損傷の程度によって徴候の程度も異なる。
- 治療に使う経穴は顔面部に集中する。犬の顔面は脂肪が少なく筋肉も発達していないので、より多くの経穴を点按するのが望ましい。同時に神経栄養剤を投与する。
- 損傷の程度および治療をはじめたタイミングも治療の有効性に関係してくる。

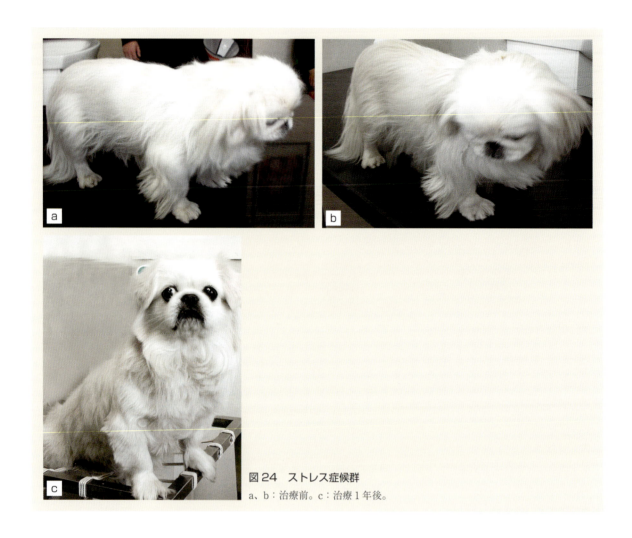

図24 ストレス症候群
a、b：治療前。c：治療1年後。

#### ケース5　ストレス症候群

【症例】
　ペキニーズ、性別：雌、年齢：5歳（図24）

【経緯】
　症例は内向的で臆病な性格で、ほかの犬とは絶対に接触しようとしない。前の日に街で2頭の大型犬同士の喧嘩をみた途端にとてもおびえはじめたので、飼い主はすぐに家に連れて帰った。しかし、その後24時間飲食しようとせず、家のなかを無心に動き続けていた。

【検査】
　体温、呼吸ともに正常。心音は弱くて速い（160回／分）。体調は悪く、両眼も薄暗くて"神"（後述）がない。検査時に突然診察台から床に飛び降り、歩き続けた。飼い主が名前をよんでも反応しなかったが、障害物を避けることはできた。

マッサージ療法

【治療】治療原則は鎮驚安神＊36。

・印堂穴、天門穴、大椎穴、身柱穴、百会穴、行間穴、足竅陰穴などの各穴を点按。

・背中のマッサージ、25分間。これは腸骨筋溝にある五臓の刺激ポイント（背部兪穴）のうち心兪穴、肝兪穴、胆兪穴、腎兪穴などの経穴へのマッサージをさす。

・ビタミン $B_1$ 注射液100 mg、ビタミン $B_{12}$ 注射液0.5 mgを皮下注射。

【効果】

　3日後に飼い主から電話があった。症例は帰宅後すぐ寝てしまい24時間も起きず、目覚めたあとすぐに回復して正常に戻ったとのことだった。

　1年後、年1回のワクチン接種に来院した際に、健康になり精神状態も良好で、以前よりも太り気味になったことを確認した。治療後の2年間で2回ストレス症候群が再発したが、10分以内に正常に回復したとのことだった。

【まとめ】

・症例は刺激から一過性の精神的反応状態（トラウマ）になり、遭遇したことのない恐怖により睡眠障害、食欲不振、疲れを知らずに歩きまわるなどの徴候が現れた。

・伝統医学において、本疾患は五臓のうち心と肝が関係すると考えられている。心の作用のなかには "心は神を蔵す" "心は心智を主る" がある。"神" とは精神活動のことをさす。すなわち、生体は外界のものごとに客観的な反応をする、という意味である。"心は神を蔵す" とは、心はすべての精神活動の主宰＊37であるということを表しており、神に障害があるとき精神活動の失調が起こる。そこで最初に印堂穴、天門穴などをマッサージし、鎮驚安神をはかった。

・五臓のなかで肝は疏泄を主る。つまり、肝は疏通の作用を有しており、開泄の作用もある。正常な場合は気機舒暢＊38して条達する。しかし、肝気抑鬱＊39のとき気機不暢＊40となると精神活動の異常が表れる。そこで後肢の厥陰肝経の行間穴を選穴した。肝、胆の関係は密接であるため、さらに後肢の少陽胆経の足竅陰穴を選穴。天門穴、身柱穴、百会穴の経穴に按摩法でマッサージを行って上から下へと病気を下降させることで、鎮驚安神の作用を増強する効果をはかった。多くの経穴を組み合わせてマッサージすることで症例は24時間にわたり安眠することができ、異常行動がなくなった。睡眠は精神状態と生理機能を調整する作用を持つ。

・ストレスは身体の非特異的な神経内分泌反応を引き起こす可能性がある。これは脳の海馬および視床下部で分泌される媒介物質と関係がある。羅和春はラットを用いた動物実験において、印堂穴、百会穴に低周波パルス治療鍼を施すことにより脳内の5-ヒドロキシトリプトファン（セロトニンの前駆体）の含有量を増加することができたと報告している。また李暁弘は、大椎穴に施灸することで中・強度のストレスによって引き起こされる中枢神経ニューロンの損傷を顕著に改善する作用があると報告している。

ケース6　全身麻痺

【症例】

　パピヨン、性別：雌、年齢：7歳、体重：6 kg

---

＊36：不安行動を鎮め、精神安定をはかる治法。
＊37：中心となること。
＊38：気の機能である昇降出入の運動がのびのびとしている状態。
＊39：盛んな肝気を抑えること。肝気の亢進を抑制すること。
＊40：気の機能である昇降出入の運動がスムーズに行われない状態。

【効果】

19歳のときに歯石除去を行った際に併せて血液生化学検査、腎機能検査を行ったところ、血液尿素窒素（BUN）23.52 mg/dL、クレアチニン（Cre）2.5 mg/dL であった（猫の正常値 BUN 15.12～38.08 mg/dL、Cre 0.7～2.1 mg/dL）。

年老いているが、神智清醒*43 で歩きかたも力強い。22歳以降は徐々に腎臓病の徴候が現れ嘔吐するようになり、口から尿素のにおいがするようになって、若い頃のようにはすごせなくなった。死亡する2か月前の検査では BUN 207.22 mg/dL、Cre 11.5 mg/dL。無機リン、アミラーゼの上昇に伴って、貧血も重篤になってきた。触診では腎臓は萎縮し石のように硬くなっていた。"腎は先天の本"のとおり、24歳のときに腎脈が枯涸し天寿をまっとうした（図26d）。

### ケース8　バディとミミの物語

【症例】

ポメラニアン、名前：バディ、性別：雄、体重：2.5 kg（図27a）

ミックス猫（三毛猫）、名前：ミミ、性別：避妊雌、体重：4.6 kg（図27b）

バディとミミは同じ家庭で生活している。飼い主は彼らを一緒に育てていた。彼らは飼い主と一緒に中国大陸を東西南北と旅行して駆け回り、6年後にはその距離は累計7万kmになった。バディは気管虚脱と左心室肥大を患っているが、この楽しい生活を6年送り、15歳のときには飼い主とともにエベレストのベースキャンプまでの高海抜登山に成功した。バディはその後、16歳で亡くなった。

ミミは10歳のときの検査で腎臓に問題がみつかった。飼い主が誠心誠意世話をした結果、エベレストのベースキャンプに登山したはじめての猫となった。ミミは18歳になっても健康にすごし、彼らの物語はインターネットでブームになった。

【経緯および治療】

飼い主はバディが9歳のときに乾いた咳をしているのを発見した。咳は興奮したり速く走った際にひどくなるので動物病院を受診したところ、気管虚脱を伴う左心室肥大と診断され、対症療法を受けた（図28）。気管虚脱は気管の輪状軟骨が変性し、それにより気管が狭窄して平らな煙突のように変化、呼吸がスムーズにいかなくなる病態である。これはポメラニアンの好発遺伝性疾患で、動物病院でできる治療は限られており、いまだに最良の治療はない。

そこで飼い主は彼らを街から連れ出すことに決め、大自然のなかでの生活を楽しむ旅行に出た（図29）。砂漠、高山、原始林と旅するなかでバディとミミの身体は徐々にたくましくなっていき、バディの咳はわずかに認められるのみにまで減少した。休憩の際に飼い主はバディの全身、とくに両前肢から胸部を上から下、下から上と圧按およびマッサージした。中医学の経絡学説に基づくと、前肢を循行する経脈は心経、心包経、肺経、三焦経、大腸経、小腸経と全部で6つある。

この旅行は現代の抵抗力トレーニングと同じ考えかたで、気管虚脱の犬をあえて酸素欠乏状態に連れ出すことで心肺機能を向上させることを目的としている。飼い主は、この病気を患っていても楽しく生活できると考えて旅をし、最後は海抜5,300 m、酸素が40％欠乏するタングラ山やヒマラヤ峰まで至った（図29d）。

バディは自然な生活に順応しながら、毎日10時間以上熟睡することができた（図30）。極端に酸素が足りない環境を乗り切り、気管虚脱に罹患していても海抜の高い地域で数日間生活し、無事に帰宅するという奇跡を生み出

---

＊43：精神と知恵がはっきりしていること。

マッサージ療法

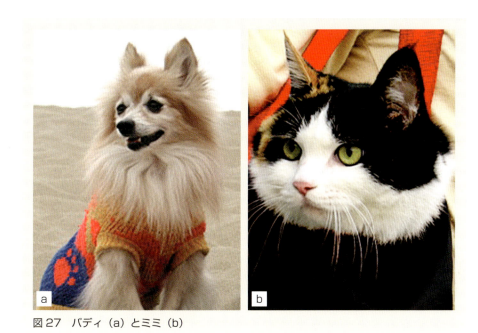

図27　バディ (a) とミミ (b)

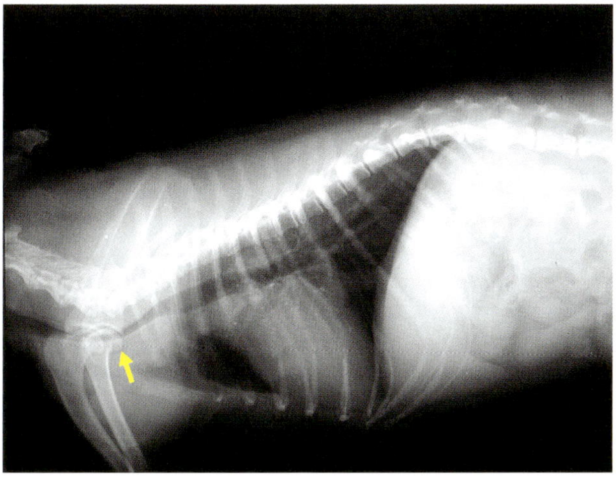

図28　バディの胸部X線写真
矢印は気管の狭窄部位を示す。

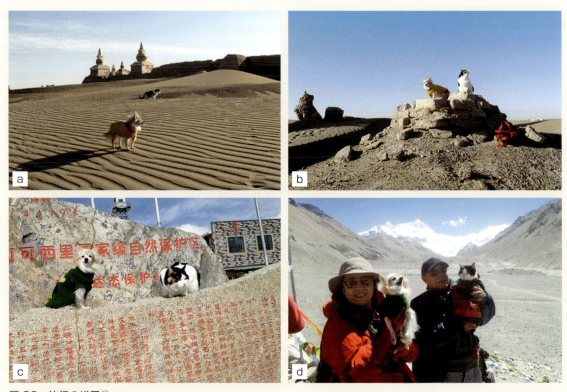

図29 旅行の様子①
a：バタンジリ砂漠にて（内モンゴル）。b：火焔山のふもとにて（新疆）。
c：チベットカモシカ保護ステーションにて（ココシリ）。d：家族全員でヒマラヤのベースキャンプに登山。

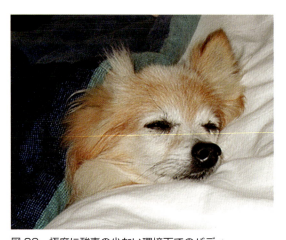

図30 極度に酸素の少ない環境下でのバディ

マッサージ療法

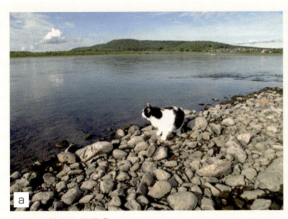
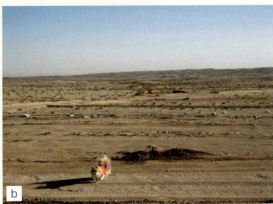

図31　旅行の様子②
a：北極村でのミミ。b：ゴビ砂漠でのバディ。

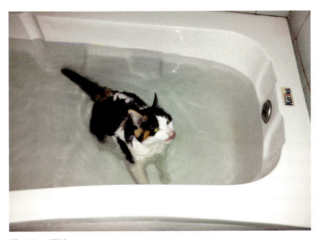

図32　湯治

した。『黄帝内経』という古代の医学書には「人々は自然の力に順応することができる。培補元気*44し、これによって疾患に打ち勝つ」と記載がある。睡眠は生命を養育する、培補元気のひとつの方法である。

　バディとミミと飼い主は、いつも犬と猫の飼育方法を勉強していた。彼らは30％以上の猫が腎臓病を患うことを知っていた。ミミはバディと一緒に旅行をするだけでなく（図31）、一般的な薬物治療も受けなければならなかった。また、毎朝起きてから飼い主のマッサージなども受けていた。

　あるとき、長期（1〜2か月）の湯治に行った（図32）。そのときミミはすでに18歳であったが、腎臓の数値は完全に回復していた。

---

＊44：生命力を補うこと。

117

## まとめ

・バディとミミの物語は我々に多くのことを教えてくれました。積極的なストレス反応、すなわち適度で楽しい興奮は生命の力になるということです。動物の免疫力を増し、変化する環境への適応能力を高めることで、生活の質を向上できるとわかりました。

・アメリカの動物学者 W. Lee Bartarux らは、予防医療の概念を提唱しました。飼い主は自分のペットの潜在的な疾患を認識しておらず、疾患が急速に悪化し、治療への反応が悪くなったときにやっと意識します。動物病院で飼い主がよくこのようにいうのを耳にします。「ああ、本当に普段から健康診断を受けておけばよかった！」と。

・予防医療と中医学の"未病"の理念は同じものです。『素問・四気調神大論篇』には"是故聖人不治已病、治未病。不治已乱、治未乱。夫病已成而后药之、乱已成而后治之、譬犹渴而穿井、斗而铸锥、不亦晚呼（聖人はすでに病んでいる状態を治すのではなく、いまだ病んでいない状態を治し、すでに乱れているものを治すのではなく、いまだ乱れないものを治す。病気になったあとに薬を与え、乱れたあとに治すとは、たとえてみると枯渇してから井戸を掘り、戦いがはじまってから槍を作るようなもので、手遅れというものだ）"と記載されています。"未病を治す"の教えは、病気に罹患した犬や猫の寿命を延ばし、彼らの生活の質を向上させるうえでとても重要な思想です。大自然の授けた生命の極限を長らえて、ペットとの楽しい時間をより長く享受したいものです。

# 6 中薬治療を施した犬と猫4例

## 概 論

中国医薬学は貴重な科学遺産で、『神農本草経』という古代の書物には"神農嘗百草、日遇七十二毒、得茶而解之（神農は1日にさまざまな草をなめ72もの毒にあたったが、これをお茶で解毒した）"という記載があります。古代の人々は植物の根、茎、葉、花、果実や樹皮に病気を治療する特殊な力があることを発見し、これらの植物を本草とよびました。古典籍のなかには『神農本草経』、『本草経集注』、『本草拾遺』といった中薬に関する書籍もあり、そのうち1593年版の『本草綱目』は「世界の記憶」（ユネスコ）に選ばれています。

長い年月を経て薬物に対する知識はますます豊富になり、今日ではこれらの中薬（鉱物、虫、動物などを含む）は、国家基準や規制にしたがって多種の中薬製剤に加工されています。

中医学では病気を寒、熱、虚、実に分けて考えます。中薬にもまた寒、熱、温、涼の性質があり、酸、甘、苦、辛、鹹の五味があります。犬や猫に常用される中薬は、統計によると約150味*1あるとされています。中薬は単味で処方されることも多味で処方されることもあり、多味の場合は主薬、補薬、佐薬、使薬*2という形式で調和のとれた配合がなされます。この組み合わせ（方剤）は理法方薬において重要な要素を占め、各種疾患の予防や治療に用いられています。これは中獣医学の弁証論治という思想を体現しています。

## 症例紹介

伝統的な湯剤*3を用いて治療した犬と猫4例を紹介します。この4例を用いて、中獣医学における発病のメカニズム、治療方法の確立、治療原則および薬の弁証論治を解明してみましょう。

### ケース1 肺炎

【症例】

ラブラドール・レトリーバー、性別：雄、年齢：3か月齢、体重：7kg（図1）

【経緯】

罹患してから何日も経過している。体温39.4℃。眼結膜は充血。鼻は乾き、鼻孔に少量の漿液粘液性の分泌物がある。喘ぎ呼吸しており、肺部の聴診では明らかなラッセル音が認められた。口渇を呈し、水をよく飲む。食欲は

---

*1：原書刊行（2014年）時点。翻訳現在（2018年）は150味以上となっている。なお、この場合の"味"は風味ではなく種類をさす。

*2：『神農本草経』に記載されている方剤配合法のひとつ。主薬は主証を治す薬物（1〜数種）。補薬は主薬を補助したり薬効を高める薬物。佐薬は兼証を治すものや主薬の毒性を緩和する薬物。使薬はほかの薬物を調和したり、病変部へ誘導する薬物である。

*3：中薬を水とともに煮たものをさす。なお、沈殿物を取り去った残りの液体を中薬湯といい、その工程を煎湯という。

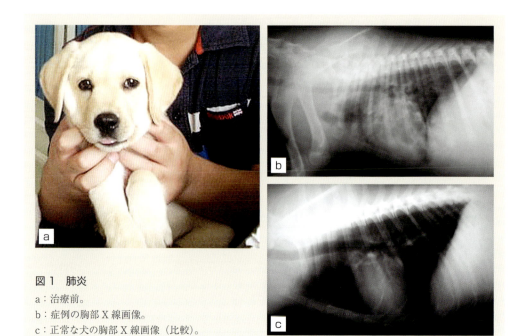

図1 肺炎
a：治療前。
b：症例の胸部X線画像。
c：正常な犬の胸部X線画像（比較）。

表1 診察1週間前の血液検査結果

|  | 1日目 | 3日目 | 4日目 | 6日目 | 参考値 |
|---|---|---|---|---|---|
| 白血球数（/μL） | 24,000 | 42,300 | 45,000 | 41,300 | 6,000～17,000 |
| 葉状好中球（％） | 57 | 69 | 84 | 83 | 60～77 |
| 桿状好中球（％） | 22 | 5 | 3 | 5 | 0～3 |

あまりない。

予防接種済みで、抗菌薬による治療もすでに行っているとのことだった。

【検査】

胸部X線検査では全体の肺葉密度の亢進、前胸部および心尖部に斑状陰影の肺胞パターンとエアーブロンコグラムがみられた。肺後葉では間質性変化を認めた（図1b）。

診察1週間前に行っていた血液検査の結果（表1）をふまえ、飼い主の希望どおり中薬治療を行った。

【症候】[*4] 肺熱喘息

---

＊4：中医学での徴候名のこと。

【治療】治療原則は清肺熱、止咳平喘。

・中薬：総量 30 g、湯剤 30 mL*5 を 2 日間に分けて 1 日 2 回内服。

> **中薬**
>
> 　知母 5 g、川貝母 5 g、款冬花 3 g、桑白皮 5 g、牡丹皮 2 g、地骨皮 2 g、陳皮 2 g、枳殻 3 g、炙甘草 3 g
>
> **組方原則**
>
> 　主薬：知母、川貝母、款冬花（作用：清肺熱、化痰止咳）
>
> 　補薬：桑白皮、牡丹皮、地骨皮（作用：清熱涼血）
>
> 　佐薬：陳皮、枳殻（作用：寛中下気）
>
> 　使薬：炙甘草（作用：補益脾胃、緩和諸薬）

・クリンダマイシンの皮下注射、1 日 0.3 g、2 日連続

【効果】

　治療 4 日後に飼い主から「体温が正常に戻り、喘ぎ呼吸もなくなった」と電話があった。咳痰は依然として多く少量の鼻水もあったため市販の化痰止咳内服液を継続し、全快した。

【まとめ】

　本疾患は"熱証"に属しており"熱者清之"*6 の教えにしたがって治療した。幼齢の犬は稚陰稚陽*7 で、未発達である。肺は気を統括し呼吸を主る。幼齢の犬の虚弱な肺は寒さや熱に耐えられないため、外邪の侵襲を受けやすい。症例は罹患してから何日も経過していたため病邪を取り除くことができず、病気が進行して熱邪壅肺*8 して発熱した。熱邪は灼傷肺津*9 し、痰になっている。痰と熱邪が身体の内部で閉塞し、肺の粛降作用が低下するために喘ぎ呼吸が出ていた。

　症例は幼齢であるため、苦寒の性質を持つ薬の多用は適さない。中医学ではこれを"苦寒敗胃"*10 という。そのため、本症例に用いた薬剤は清潤を治療目標としている。処方のなかで瀉肺熱*11 の効果があるのは知母だけである。熱結血脈*12 に対しては降温*13 を目的として牡丹皮（牡丹の根皮）と地骨皮（枸杞の根皮）を配合した。陳皮、枳殻は肺気を降ろす効果とともに食欲増進効果もある。

　本症例は中薬を主薬、抗菌薬を補薬として投与し、全快した。

---

＊5：この場合、総量とは使用する中薬の総量をさす。使用する中薬の量と煎じたあとの量は必ずしも一致しない。

＊6：熱があればこれを冷ますという意味で、さまざまな古典で述べられている教え。熱証に対して、これをもとにしたさまざまな治療原則がある。

＊7：陰は体内の血・津液・精のことで、陽は体内の臓腑の生理機能を示す。つまりこの場合は、幼犬の身体は作りも機能も不完全であるという意味。

＊8：熱邪が肺をふさぐ病証。咳、胸痛、黄膿痰（黄色い膿状の痰）、喘息、荒い息、口渇、舌紅苔黄（舌体は赤く舌苔が黄色）、脈数（脈が速くなる）などの徴候がみられる。ひどくなると肺炎になる。

＊9：燥熱が肺に壅滞（塞いで滞る、停滞する）して裏熱熾盛（身体の内部の熱の勢いが盛んとなる）になるため発熱し、肺津が熱のため焼き尽くされること。口渇、舌乾、鼻やのどの乾燥がみられ、熱が心身を擾乱すると焦燥感が現れる。

＊10：苦寒の性質を持つ薬物は胃腸に負担をかけるということ。

＊11：肺に熱がある場合に行う治法。肺熱を取り去る、除去すること。

＊12："熱、血脈に結ぶ"という意味。結ぶとは固定して動かなくなってしまうこと。熱が経脈にとどまって動かなくなっている状態。

＊13：熱を下げること。

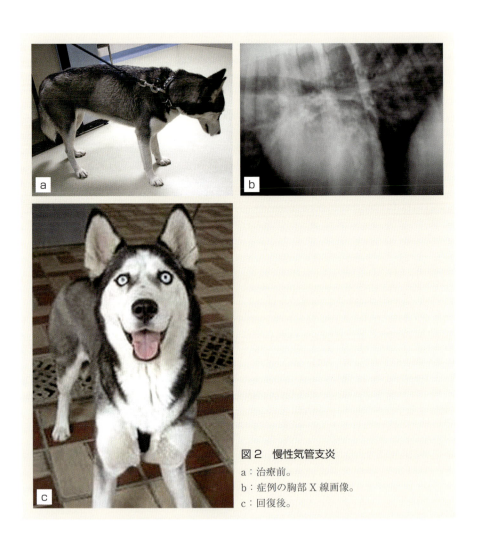

図2　慢性気管支炎
a：治療前。
b：症例の胸部X線画像。
c：回復後。

### ケース2　慢性気管支炎（軽度の気管拡張を伴う）

【症例】
　シベリアン・ハスキー、性別：雌、年齢：2歳、体重：18 kg（図2）

【経緯】
　気管支炎を発症してすでに1年が経過。そのあいだに7種類の抗菌薬を投与したが、徴候は改善していない。
　体温38℃。乾いた咳をよくする。痰は白色を呈し、ときどき血液混じりの痰やピンクの痰を認める。徴候は日中は軽く、夜になると重くなる。また、少し走った際にも徴候は重くなる。口の色は淡白で、被毛は焦枯[*14]。

【検査】
　胸部X線検査では気管支パターン、間質パターンが認められた（図2b）。血液検査の結果は白血球6,000～19,000/μL、葉状好中球50～87％であった。

---

＊14：乾いてつやがない。光沢がない、ぱさぱさの状態。

【症候】肺陰虚咳喘

【治療】治療原則は滋養肺陰、化痰止咳。

中薬：総量80 g、湯剤80 mL を3〜4日間に分けて内服（1日20 mL 程度）。

---

**中薬**

百合15 g、沙参10 g、川貝母5 g、麦門冬5 g、款冬花10 g、紫苑10 g、枸杞10 g、太子参5 g、
陳皮5 g、神曲5 g

**組方原則**

主薬：百合（作用：清肺潤燥、止咳）

補薬：川貝母、麦門冬、沙参（作用：清肺熱、養肺陰、化痰止咳）

佐薬：紫苑、款冬花（作用：化痰止咳）

　　　枸杞、太子参（作用：養陰補血）

使薬：陳皮、神曲（作用：健脾開胃消食）

---

【効果】

治療を3週間継続して行ったあと、固本免疫[15]の食事を20日間与えた。その結果、精神状態、咳嗽は明らかに改善。体重も次第に増加して21 kg となり、徴候は安定した。

【まとめ】

症例は"虚証"で、"虚則補之"[16]の教えにしたがって治療した。この疾患は"肺陰虚証"[17]であり、この症例は経過が長引いて改善がみられない。気短（息切れ）の徴候があり、慢性経過をたどっていると考えられた。病の標[18]は繰り返す乾いた咳で、これは肺実熱の象ではなく、滋補潤燥[19]を主としなければならない。

まず補益薬[20]のうち滋陰薬である百合を主に用い、清肺潤燥と止咳をする。処方した中薬のうち太子参は清補を主としているので、補気や養陰ができる。陳皮、神曲は"補土生金"[21]という相生法[22]により食欲を増加させ脾胃を旺盛させる。血と精は同源であるため、これによって体質を増強できる。

なお、この疾患では辛味・熱性の中薬は避ける。中医学では"辛熱傷津"[23]とされており、徴候によって加減しなければならない。

### ケース3　肝臓代謝疾患（脂肪肝）

【症例】

ミックス猫、性別：雌、年齢：5歳、体重：2.1 kg（図3）

---

＊15：免疫力を向上させる治法。

＊16：虚するものは補う、ということ。

＊17：肺の津液が不足して虚熱が生じて現れる証。肺と肺経の器官などに乾燥の徴候や咳嗽、嗄声などの徴候が起こる。

＊18：現在表面に現れている徴候のこと。

＊19：乾燥した皮膚、肌肉、臓腑などに営養を与えて潤いを与える治法。

＊20：補益とは虚証を改善するときの治法のこと。補益薬として有名なものに人参養栄湯・帰脾湯などがある。

＊21：土を補えば金が生まれるということ。

＊22：五行の相生関係（木は火を生み、火は土を生み、土は金を生み、金は水を生み、水は木を生むという協調理論）に基づいて診断・治法を行うこと。

＊23：辛熱は津液を傷つけるということ。

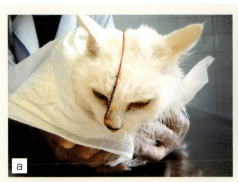
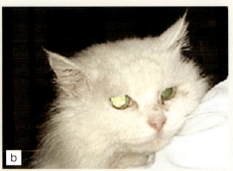

図3 脂肪肝
a：初診時。b：回復後。

【経緯】
　もともと身体が弱い。1週間前に冷たい水で身体を洗った。
　体温36.7℃。目は黄色く、黄疸、黄色い尿がみられる。嘔吐があり、食欲は廃絶。下痢、削痩がみられ、6日前より輸液治療を行っている。

【検査】
　超音波検査では肝臓が高エコーでび漫性に増強している。肝腫大が認められた。

【症候】肝胆湿熱

【治療】
　a）治療原則は清湿熱、利胆退黄、降胃気止吐。
　中薬：総量27 g、湯剤約30 mLを1 mL/kg/day、5日間に分けて内服。

中薬
　茵蔯（カワラヨモギ）10 g、郁金1 g、丹参2 g、陳皮2 g、麦芽2 g、姜半夏[*24]2 g、石菖蒲2 g、
　白豆蔲2 g、佩蘭2 g、神曲2 g

組方原則
　主薬：茵蔯（作用：清熱利湿〔主に黄疸や利水〕）
　補薬：郁金、丹参（作用：利胆退黄、疏肝解郁）
　佐薬：白豆蔲、佩蘭、石菖蒲（作用：芳香化湿）
　　　　陳皮、半夏（作用：降胃気、止吐）
　使薬：神曲、麦芽（作用：健脾和中）

＊24：中薬と組方原則で名称は違うが、効果は同じものがある。たとえば半夏の場合、そのままではえぐみが強いため飲みやすく加工する。生姜の煎じ汁を加え加工したものを姜半夏という。

中薬治療を施した犬と猫 4 例

表 2　脂肪肝治療 30 日間の血液生化学検査の変化

| | 1 日目 | 6 日目 | 30 日目 | 参考値 |
|---|---|---|---|---|
| ALT（U/L） | 217 | 119 ↓ | 36 ↓ | 1～64 |
| AST（U/L） | 91 | 19 ↓ | 28 ↑ | 0～20 |
| ALP（U/L） | 153 | 66 ↓ | 29 ↑ | 2.2～37.8 |
| TBil（mg/dL） | 10.1 | 1.05 ↓ | 0.3 ↓ | 0.1～0.58 |
| DBil（mg/dL） | 7.1 | 3.9 ↓ | － | 0～0.1 |

矢印は数値の増減を示す。
ALT：アラニンアミノ基転移酵素、AST：アスパラギン酸アミノ基転移酵素、ALP：アルカ
リホスファターゼ、TBil：総ビリルビン、DBil：直接ビリルビン

b）治療原則は利胆退黄、補脾益肝。
中薬：総量 30 g、湯剤 30 mL を 0.5 mL/kg/day、1 日 3 回に分けて鼻カテーテルで投与。

中薬
　茵蔯 4 g、郁金 2 g、丹参 2 g、陳皮 2 g、姜半夏 2 g、党参 2 g、黄耆 2 g、五味子 2 g、佩蘭 2 g、
　香附 2 g、神曲 2 g、麦芽 2 g、枸杞 2 g、山薬 2 g
組方原則
　主薬：茵蔯（作用：清熱利湿、補肝益腎）
　補薬：郁金、丹参、香蒲（作用：利胆退黄、舒肝解郁）
　佐薬：党参、黄耆、五味子、枸杞、山薬（作用：補脾益肝）
　使薬：神曲、麦芽、陳皮、半夏、佩蘭（作用：理気消食化湿止吐）

【効果】
治療 a）投与から 5 日後には精神状態が改善し、迎えの人がわかるようになる。下痢が止まった。
治療 b）毎日、輸液を行い a/d™ 缶詰（ヒルズ・コルゲート）を与えた結果、治癒のスピードが上がった。3 週間
　　　後、症例は鼻カテーテルを自分ではずし、キャットフードを探して食べるまでになった。
　　　治療 30 日間の血液生化学検査結果の変化を表 2 に示す。

【まとめ】
　初期（【治療】a の中薬）は清を主とし、後期（【治療】b の中薬）は清と補を組み合わせて治療を行った。
　猫の肝臓代謝疾患における中薬の治療では鼻カテーテルの設置が必要となる。これは投薬と給餌に便利である。
この疾患の多くはストレスと肥満により引き起こされる。伝統的な中医学では症例の身体が弱い、または寒湿邪に
感受されることで憂うつ、肝気疏泄*25 の失調、湿濁*26 のうっ滞または化熱*27 が起こり、湿熱が中焦（横隔膜と
臍のあいだ）でうっ滞し、胆汁が正常に巡らずに外にあふれて黄色くなると考えられている。黄色（黄疸）が主に
湿となり、肝胆湿熱証になる。

---

＊25："肝は疏泄を主る"という、肝の機能のこと。
＊26：湿熱湿邪の性質をさす。湿邪は長夏の主気で、陰性の邪気である。雨に濡れることや湿気の多い場所での生活では外湿の邪気を
　　　受けやすい。濁は汚れた、汚い、不潔などを意味する。濁の状態になると面垢（顔面に垢がついたように汚れる状態）、目やにが
　　　多い、大便溏泄（下痢をする疾患の一種。五泄という 5 つの下痢のうちのひとつのこと）あるいは粘液便、膿血便、小便混濁
　　　（尿が濁った状態。混濁尿）、湿疹などの徴候が現れる。
＊27：最初は熱象のみられなかった病変で、次第に熱性の徴候が出現する病理的変化のこと。

125

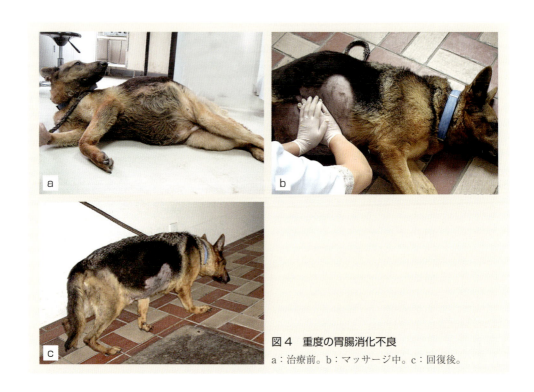

図4　重度の胃腸消化不良
a：治療前。b：マッサージ中。c：回復後。

　治療には茵蔯を主薬に用いた。古来より茵蔯は黄疸の要薬として用いられており、『名医別録』には茵蔯を用いた治療についての記載がある。多くの実験により、茵蔯には保肝[*28]、利胆[*29]、抗菌などの作用があることが証明されている。丹参は活血化瘀薬であり、人医学領域で丹参が肝蛭による肝脾腫大に対して非常に効果があると証明されていることを参考に投与した。この疾患に罹患している猫では嘔吐、流涎が認められるが、これは湿濁が中焦を塞いでしまうことに起因する。そのため、揮発性油を含有する佩蘭などの芳香化湿薬を用いて化湿濁と止吐（吐き気を止める）をする。黄疸がおさまった後は、補脾益肝をもって扶正祛邪（後述）をすることが必要である。

### ケース4　重度の胃腸消化不良

【症例】
　ジャーマン・シェパード・ドッグ、性別：雌、年齢：9歳、体重：40 kg（図4）

【経緯】
　以前は食欲旺盛であったが、直近の3週間は食欲減退。排便がみられず、ときどき嘔吐する。
　床に横になったまま起きない。極度の沈うつ。非常に歩きづらそうにしており、苦痛を呈している。触診では腹部は硬く、少量のガスが認められた。腹囲は124 cm（図4a）。

【検査】
　血液生化学検査の項目はすべて正常、X線検査では胃腸に大量の食物および便の貯溜が認められた。

---

＊28：肝を保護すること。
＊29：胆嚢の働きを促し胆汁の分泌を改善すること。

中薬治療を施した犬と猫 4 例

【症候】胃腸機能失調による胃腸消化不良症

【治療】

治療原則はマッサージを主、健脾理気を補として、食欲増進薬を使用（本章ではマッサージについては省略）。

中薬：総量 74 g、湯剤約 80 mL を 2 日間に分けて 1 日数回内服。途中、嘔吐などの徴候が発生した場合は適宜休薬する。

---

**中薬**

陳皮 5 g、姜半夏 10 g、炒谷芽 10 g、焦神曲 10 g、炒莱蔔子 10 g、青皮 5 g、白豆蔲 3 g、連翹 3 g、枳殻 5 g、茯苓 5 g、竹茹 3 g、太子参 5 g

**組方原則**

主薬：炒谷芽、焦神曲、炒莱蔔子、連翹（作用：消食導滞散結（しょうしょくどうたいさんけつ））

補薬：陳皮、青皮、枳殻、白豆蔲（作用：理気、主薬を補助して消食導滞作用を強くする）

佐薬：姜半夏、竹茹（作用：止熱吐）

使薬：太子参、茯苓（作用：補気健脾）

---

この症例は飼い主の前で喜んで薬を飲んでくれるので、投与はとても順調であった。

【まとめ】

胃腸消化不良症は"実証"に属し、"消導法治"を用いて治療する。症例の胃腸はすでに何日も閉塞し、食物は渋結、停滞して動かなかった，消化不良だけでなく気滞も混じっていたため、理気薬を配合して消食導滞作用[*30]を強化した。『素問・痺論篇（ひろんへん）』のなかで"飲食自倍、胃腸乃傷（食べ過ぎは胃腸を損なう）"と記載されている。本症例はマッサージを主、中薬や食事療法などの健脾理気を補として 45 日間治療を継続したところ、腹囲が 92 cm に縮小。食欲は徐々に増加し、治癒した。

## まとめ

### 1. 疾患と免疫

犬や猫の疾患と免疫には密接な関係があります。中医学における治療は、扶正（健康な状態に戻す）と祛邪（邪気を払う）という二大法則に基づいて行われます。免疫の観点から説明すると、扶正とは身体の抗病力を調整して身体の免疫力を高め、併せてその安定性を高めることをさします。祛邪とは、免疫機能を破壊するすべての素因を排除することです。

呉崇芬らは脾虚モデルのロバ 38 例（図5）、ラット 80 例（臨床徴候として下痢、食欲不振、削痩がみられた）に対して破気耗気[*31]（はきもうき）の攻下薬[*32]（こうげやく）を用いたのち、補益脾気の四君子湯（党参、白朮、茯苓、甘草）を与えることで健康の回復をはかりました。関連する各項目値の動態を観察したところ、健康状態の回復後に免疫器官、たとえば胸腺、脾臓および腸管膜リンパ節のリンパ球の増殖の正常な回復がみられました。ロバの末梢血リンパ球のＢリ

---

*30：脾の生理的作用で、胃腸の働きを整えて消化を助ける働きをさす。消食導滞散結は、長いあいだ停滞してそこに結んで（固定・慢性化）いた食物を散らす治法。

*31：破気は理気法のひとつ。耗気は気をすりへらすことを意味する。生命活動に必要な精気を消耗しつくして気結や気滞を生じた病態を、効果の強い理気薬を用いて治療することをいう。耗を「こう」と読む場合もある。

*32：強い瀉下（くだす）作用のあるもので、苦味で寒性のものが多い。たとえば下剤に使うセンナはこの部類に入る。

127

表1　健脳、益智、安神、止痛などの作用がある頭部の経穴

| 番号 | 経穴名 | 位置 | 主治 |
|---|---|---|---|
| 1 | 天門穴<br>てんもんけつ | 両耳の先端から頭頂部に伸ばした線と背部正中線の交点 | 脳機能障害 |
| 2 | 印堂穴<br>いんどうけつ | 両眉間の連線の中央部分 | |
| 3 | 上関穴<br>じょうかんけつ | 下顎関節の頬骨弓上縁 | 末梢性顔面神経麻痺、顔面痙攣 |
| 4 | 下関穴<br>げかんけつ | 下顎関節の頬骨弓下縁 | |
| 5 | 承漿穴<br>しょうきゅうけつ | 下唇の正中で毛有部と無毛部が交差するところ | |
| 6 | 鎖口穴<br>さこうけつ | 口輪筋の後方 | |
| 7 | 廉泉穴<br>れんせんけつ | 下顎間隙の正中線で甲状軟骨の上縁 | 唾液の分泌および運動障害 |

表2　強腰、健脊、固腎作用がある脊柱部位（督脈）の経穴

| 番号 | 経穴名 | 位置 | 主治 |
|---|---|---|---|
| 8 | 風府穴<br>ふうふけつ | 頭蓋骨と環椎のあいだの背部正中線上 | 頸部椎間板ヘルニア、前庭疾患の補助治療 |
| 9 | 風池穴<br>ふうちけつ | 耳根部、環椎翼前縁の陥凹部 | |
| 10 | 大椎穴<br>だいついけつ | 第7頸椎と第1胸椎棘突起のあいだ | 発熱、咳嗽、脊椎の疼痛 |
| 11 | 中枢穴<br>ちゅうすうけつ | 第10、11胸椎棘突起のあいだ | 胸部・腰部の椎間板ヘルニア |
| 12 | 脊柱穴<br>せきちゅうけつ | 第11、12胸椎棘突起のあいだ | |
| 13 | 懸枢穴<br>けんすうけつ | 第13胸椎と第1腰椎棘突起のあいだ | |
| 14 | 百会穴<br>ひゃくえけつ | 第7腰椎と第1仙椎棘突起のあいだ | |
| 15 | 尾根穴<br>びこんけつ | 仙椎の終わりと第1尾椎棘突起のあいだ | 尾の機能障害 |
| 16 | 後海穴<br>こうかいけつ | 尾根と肛門のあいだの陥凹部 | 消化機能障害による下痢 |

表3　前肢運動機能の改善と強化に有効な前肢の経穴

| 番号 | 経穴名 | 位置 | 主治 |
|---|---|---|---|
| 17 | 肩井穴<br>けんせいけつ | 上腕骨大結節の上縁の陥凹部 | 肩甲部筋肉炎症、前肢麻痺 |
| 18 | 肩外兪穴<br>けんがいゆけつ | 上腕骨大結節の後上縁の陥凹部 | |
| 19 | 搶風穴<br>そうふうけつ | 上腕三頭筋長頭と上腕三頭筋外側頭のあいだの陥凹部 | |
| 20 | 前六縫穴<br>ぜんろくほうけつ | 前肢の指のあいだ（各肢3穴） | |

付録

表4　後肢運動機能の改善と強化に有効な後肢の経穴

| 番号 | 経穴名 | 位置 | 主治 |
|---|---|---|---|
| 21 | 環跳穴<br>(かんちょうけつ) | 大腿骨大転子の前、股関節前縁の陥凹部 | 後肢および腰が無力となるさまざまな疾患 |
| 22 | 陽陵穴<br>(ようりょうけつ) | 背側腓腹筋の陥凹部 | |
| 23 | 後踵穴<br>(ごしゅけつ) | 足根関節前方の皮下組織 | |
| 24 | 後六縫穴<br>(こうろくほうけつ) | 後肢の中足趾節関節の水平線上（各肢3穴） | |

表5　胃腸機能の調整作用がある腹部の経穴

| 番号 | 経穴名 | 位置 | 主治 |
|---|---|---|---|
| 25 | 神闕穴<br>(しんけつけつ) | 臍 | 胃腸機能障害による疾患 |
| 26 | 中脘穴<br>(ちゅうかんけつ) | 胸骨後縁と神闕穴を繋いだ線の中心 | |
| 27 | 天枢穴<br>(てんすうけつ) | 神闕穴の両側 1.5～3 cm のところ | |
| 28 | 関元穴<br>(かんげんけつ) | 神闕穴と恥骨結合を繋いだ線の中心 | |

表6　脊柱付近への刺激と臓腑機能の調整作用がある脊柱側の経穴

| 番号 | 経穴名 | 位置 | 主治 |
|---|---|---|---|
| 29 | 脾兪穴<br>(ひゆけつ) | 後ろから数えて2番目の肋間の胸最長筋のなか | 消化機能障害の補助治療 |
| 30 | 胆兪穴<br>(たんゆけつ) | 後ろから数えて3番目の肋間の胸最長筋のなか | |
| 31 | 肝兪穴<br>(かんゆけつ) | 後ろから数えて4番目の肋間の胸最長筋のなか | |
| 32 | 腎兪穴<br>(じんゆけつ) | 第2腰椎横の突起末端に相当する背最長筋溝のなか | 機能性の尿貯留 |
| 33 | 膀胱兪穴<br>(ぼうこうゆけつ) | 第7腰椎横の突起末端に相当する背最長筋溝のなか | |
| 34 | 夾脊穴<br>(きょうせきけつ) | 第10胸椎～第7腰椎の各棘突起下<br>（それぞれ 1.5～3 cm のところ） | 臓腑の異常（病変部位の圧痛点[*2]に基づき、その近隣の夾脊穴を選択） |

本書をご覧いただきまして、ありがとうございます。
中獣医学の伝承と発展のため、ともに努力していきましょう！

---

*2：病変部、あるいは異常の生じた臓腑の体表の反応点のこと。すなわち夾脊穴は臓腑の異常が主治であり、その反応点付近の夾脊穴を選択して刺激を与える。

# 索　引

## 【欧文】

He-Ne レーザー療法 ································· 64

## 【あ行】

噯気 ····················································· 105
阿是穴 ·················································· 107
圧痛点 ·················································· 131
按圧 ······················································ 92
安神作用 ················································ 79
按法 ······················································ 91
　　──指鍼療法 ····································· 91
　　──点按療法 ····································· 91
按摩 ······················································ 84
痿証 ······················································ 52
以痛為輸 ················································ 67
陰長陽消 ················································ 11
陰脈 ······················································ 10
陰陽平衡 ·················································· 8
陰陽偏勝偏衰 ··········································· 11
益腎固精 ··············································· 113
遠近配穴 ················································ 62
瘀血 ······················································ 93
温経通絡 ················································ 94
温煦作用 ················································ 10
温裏散寒 ··············································· 105

## 【か行】

開竅 ······················································ 17
解痙止痛 ················································ 89
快推 ······················································ 89
回陽療痺 ················································ 96
化成 ······················································ 17
活血散瘀 ················································ 89
肝気舒暢 ················································ 18
肝気疏泄 ··············································· 125
肝気抑鬱 ··············································· 111
寒邪凝聚 ··············································· 105
寒者熱之 ·········································· 12、105
緩縦不収 ················································ 52

気 ························································ 10
気機 ···················································· 106
気機舒暢 ··············································· 111
気機不暢 ··············································· 111
気血の盛衰 ·············································· 22
気喘 ······················································ 17
気短 ···················································· 123
肌肉 ······················································ 18
九竅 ······················································ 17
灸法 ······················································ 34
拒按 ······················································ 57
夾脊穴 ····························· 21、73、98、129
強腰脊 ···················································· 99
虚実 ······················································ 22
虚証 ······················································ 25
祛除寒邪 ················································ 35
虚則補之 ··············································· 123
禁穴 ······················································ 75
経気 ······················································ 73
経気感応 ················································ 40
経穴 ································· 20、35、129
経穴領域 ··············································· 102
経験穴 ···················································· 79
経脈 ······················· 20、52、72、98
経絡 ······················································ 20、35
経絡気血通暢 ····································· 55、72
経絡通暢 ·········································· 52、73
厥陰肝経 ················································ 62
化熱 ···················································· 125
健脳益智 ··············································· 113
健脾 ······················································ 99
行気活血 ················································ 72
孔隙 ······················································ 35
攻下薬 ·················································· 127
毫鍼療法 ················································ 35
五行 ······················································ 12
五行相生相克制化論 ································· 12
互根互用 ················································ 10
五臓 ······················································ 15

| | | | |
|---|---|---|---|
| 固腎 | 99 | 神 | 32、111 |
| 固本免疫 | 123 | 鍼感反応 | 39 |
| | | 進鍼法 | 36 |
| **【さ行】** | | ——指切進鍼法 | 36 |
| 擦法 | 94 | ——舒張進鍼法 | 37 |
| 搓法 | 95 | ——提捏進鍼法 | 36 |
| 佐薬 | 119 | 辛熱傷津 | 123 |
| 四肢百骸 | 17 | 振奮陽気 | 52 |
| 刺鍼 | 33 | 鍼法 | 33 |
| ——角度 | 39 | 身無痛処 | 52 |
| ——強度 | 39 | 水穀の精微 | 17 |
| ——深度 | 39 | 水鍼療法 | 59 |
| 指鍼療法 | 91 | 推拿按摩 | 84 |
| 肢体筋脈 | 77 | 推法 | 89 |
| 滋生 | 13 | ——快推 | 89 |
| 湿濁 | 125 | ——指推法 | 89 |
| 滋補潤燥 | 123 | ——掌推法 | 89 |
| 使薬 | 119 | ——慢推 | 89 |
| 灼傷肺津 | 121 | 正虚邪盛 | 30 |
| 斜刺 | 39 | 整体観 | 11 |
| 瀉肺熱 | 121 | 正経十二経 | 20 |
| 瀉法 | 40 | 舌強舌痿 | 44 |
| 揉法 | 88 | 舌診 | 22 |
| ——掌根揉法 | 88 | ——光沢度 | 27 |
| ——双指揉法 | 88 | ——舌色 | 22 |
| ——単指揉法 | 88 | ——舌態 | 31 |
| 粛降作用 | 17 | 選穴 | 41 |
| 主穴 | 44 | 宣通 | 99 |
| 主宰 | 111 | 蔵象 | 22 |
| 主治 | 72 | 相生法 | 123 |
| 主証 | 25 | 双方向性の調整作用 | 42 |
| 主薬 | 119 | 疏泄 | 17 |
| 取類比象 | 18 | 疏通気血 | 89 |
| 上栄 | 22 | 疏通経絡 | 35 |
| 正気 | 28 | 梳理マッサージ法 | 101 |
| 上下配穴 | 129 | | |
| 情志 | 17 | **【た行】** | |
| 松而不痛 | 107 | 対症選穴 | 55 |
| 消食導滞作用 | 127 | 太陽膀胱経 | 21 |
| 条達 | 18 | 多虚 | 52 |
| 消長 | 10 | 置鍼 | 41 |
| 消長発展 | 11 | 治本（本治） | 25 |
| 舒筋活血 | 101 | 中医弁証施治 | 72 |
| 症候 | 120 | 中薬製剤 | 59、119 |

133

| | | | | |
|---|---|---|---|---|
| 調理気機 | 97 | 標 | | 123 |
| 調暢気機 | 19 | 標本兼治 | | 26 |
| 調和気血 | 35 | 深刺し | | 41 |
| 直刺 | 39 | 腑気 | | 105 |
| 鎮驚安神 | 111 | 腹脹 | | 105 |
| 通経活絡 | 50 | 扶正祛邪 | | 35、127 |
| 通経活絡止痛 | 54 | 扶正固本 | | 128 |
| 通則不痛 | 57 | 不痛則痛 | | 57 |
| 通補 | 106 | 平刺 | | 39 |
| 通絡醒脳 | 90 | 平揉 | | 88 |
| 通利 | 99 | 弁証論治 | | 8 |
| 提挿 | 40 | 防重於治 | | 102 |
| 提拿法 | 98 | 補益薬 | | 123 |
| ——五指提拿法 | 98 | 保肝 | | 126 |
| ——三指提拿法 | 98 | 補法 | | 40 |
| 点按療法 | 91 | 補薬 | | 119 |
| 統血 | 18 | 本治（治本） | | 25 |
| 督脈 | 21、52、72、98 | | | |
| 肚腹脹満 | 92 | 【ま行】 | | |
| | | マッサージ療法 | | 84 |
| **【な行】** | | 抹法 | | 92 |
| 肉球マッサージ | 96 | 摩法 | | 85 |
| 任脈 | 21 | ——指摩法 | | 85 |
| 熱結血脈 | 121 | ——掌摩法 | | 85 |
| 熱者清之 | 123 | ——掌根摩法 | | 85 |
| 熱邪壅肺 | 121 | 慢推 | | 89 |
| 捏法 | 92 | 未病 | | 118 |
| ——五指捏法 | 92 | | | |
| ——二指捏法 | 92 | **【や行】** | | |
| 捻転 | 40 | 湯剤 | | 119 |
| | | 陽長陰消 | | 11 |
| **【は行】** | | 陽脈 | | 9 |
| 配穴 | 44 | 陽脈聚散の地 | | 10 |
| ——遠近配穴 | 62 | | | |
| ——上下配穴 | 129 | **【ら行】** | | |
| 培補元気 | 117 | 絡脈 | | 20 |
| 破気耗気 | 127 | 理気寛中 | | 92 |
| 白鍼療法 | 47 | 利胆 | | 126 |
| 拍法 | 97 | 理法方薬 | | 8 |
| 痺証 | 56 | 療通止痺 | | 72 |
| 痺阻脈絡 | 77 | 療痺祛寒 | | 94 |
| 皮肉筋脈 | 17 | 療痺通絡 | | 95 |
| 病位 | 95 | レーザー鍼療法 | | 64 |
| 表象 | 55 | | | |

134

翻訳者プロフィール

# 石野　孝（いしの　たかし）

かまくらげんき動物病院院長。国際中獣医学院日本校校長、一般社団法人日本ペットマッサージ協会理事長。
麻布大学大学院修士課程修了後、中国の内モンゴル農業大学にて中国伝統獣医学（鍼灸、漢方）を学ぶ。南京農業大学教授、聊城大学教授、内モンゴル農業大学動物医学院特聘専家などを歴任。
主な著書に『ペットのための鍼灸マッサージマニュアル』、『いぬの肉球診断 BOOK』（共著／ともに医道の日本社）、『ツボ指圧（マッサージ）でわんこ元気！』（幻冬舎）、『犬猫の経穴（ツボ）アトラス』（共著／漢香舎）などがある。

---

### 中医学の基礎から学ぶ
### 犬と猫のための鍼灸・マッサージ

2018年12月20日　第1刷発行 ©

| | |
|---|---|
| 著　者 | 何　静栄 |
| 翻訳者 | 石野　孝 |
| 発行者 | 森田　猛 |
| 発行所 | 株式会社 緑書房 |
| | 〒103-0004 |
| | 東京都中央区東日本橋3丁目4番14号 |
| | TEL 03-6833-0560 |
| | http://www.pet-honpo.com |
| 日本語版編集 | 長佐古さゆみ、出川藍子 |
| カバーデザイン | メルシング |
| カバーイラスト | 中島慶子 |
| 印刷所 | アイワード |

ISBN 978-4-89531-360-5　Printed in Japan
落丁・乱丁本は弊社送料負担にてお取り替えいたします。

本書の複写にかかる複製、上映、譲渡、公衆送信（送信可能化を含む）の各権利は株式会社緑書房が管理の委託を受けています。

JCOPY〈（一社）出版者著作権管理機構　委託出版物〉
本書を無断で複写複製（電子化を含む）することは、著作権法上での例外を除き、禁じられています。
本書を複写される場合は、そのつど事前に、（一社）出版者著作権管理機構（電話03-5244-5088、FAX03-5244-5089、e-mail：info@jcopy.or.jp）の許諾を得てください。また本書を代行業者等の第三者に依頼してスキャンやデジタル化することは、たとえ個人や家庭内の利用であっても一切認められておりません。